施設管理者のための
ノロウイルス対策
Q&Aブック

西尾 治

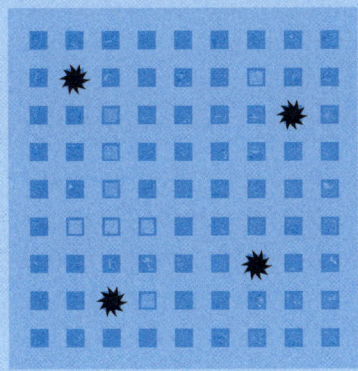

幸書房

はじめに

　毎年11月頃から2月頃まで、新聞、テレビ等でノロウイルスによる感染症あるいは食中毒事件が連日のように報道されます。3月から10月の間にも食中毒あるいは集団発生のニュースが見られ、年間を通して起きています。

　「ノロウイルスによる感染症あるいは食中毒は、どのようにすれば防げますか？」とよく聞かれます。それらの防止にはノロウイルスの正体を正確に知ることです。そして、感染症・食中毒が起きる要因・経路を理解することです。すなわち、ノロウイルスは、感染症および食中毒を起こすために、どの様な手段でヒトの口に入り、病気を起こすかということです。つまり、ヒトの口に入る経路がわかれば、それを遮断するこで感染症・食中毒を防ぐことができます。

　アメリカの疾病対策センター（CDC）によりますと、ノロウイルスによるアメリカの感染性胃腸炎患者は2,100万人（人口の10％）で、死亡例は800人と推定しています。単にこの数字を日本に当てはめますと、患者数は1,000万人、死亡例は400人となります。日本人は食事の際に欧米人よりもよく手を洗いますので、アメリカほどは多くないものの、それに近い患者発生は起きているものと考えられます。従って、日本では最も患者数の多い感染症であり、食中毒患者も病因物質別で最も多く、食中毒患者の約半数を占めています。このことから、ノロウイルス対策が緊急課題です。

　ノロウイルスは感染症の中で最大の患者数と推測されますが、ノロウイルスに直接効果のある薬剤およびワクチンはありません。ノロウイルスに感染しないためには、自身で身を守る以外に方法はありません。

　ノロウイルスに勝つためには、まず自身を精神的・肉体的に健康に保ち、ノロウイルスと戦う免疫力・体力を備えることです。次いでノロウイルスの弱点を知ることです。ノロウイルスは、加熱および特定の消毒剤で死滅するという弱点を持っており、そこを攻めれば感染症・食中毒は防止できます。

　さらに、過去の感染症・食中毒が起きた要因（失敗）を学ぶことにより、それらの防止対策が立てられます。予防対策を確実に実践することにより、感染症・食中毒防止が可能となります。

　本書はノロウイルスによる感染症・食中毒の予防について、しばしば問われることを中心に項目毎にQ＆Aとしてまとめ、解説を加えましたので、予防に少

はじめに

しでも寄与できれば幸いと考えています。

2013年10月

西尾　治

目　　次

はじめに　　iii

■緊　急　時■

1. ノロウイルス感染症・食中毒発生時の対応

● 1-1　現場指揮と行政機関への報告　　1

- **Q1** ノロウイルスと思われる感染性胃腸炎患者発生時に直ちに行うことは？ …… 1
- **Q2** ノロウイルス感染症集団発生の定義は？　また行政機関への報告はどのようにすればよいか ……………………………………………………………… 1
- **Q3** 子供が嘔吐したときにはどうすればよいか ……………………………………… 2
- **Q4** 感染性胃腸炎・食中毒発生時、マスコミを含め行政、保護者への対応はどのような人が行うのがよいか ………………………………………………… 2
- **Q5** 保健所等の主幹課に報告する内容はどのようなことか ……………………… 3
- **Q6** 学校で感染性胃腸炎が多発したときの対応は？ ……………………………… 3
- **Q7** 食中毒発生あるいは感染症発生時における学校の対応の要点は？ ………… 4
- **Q8** 患者発生時の、患者さんへの対応はどのようにすればよいか ……………… 5
- **Q9** レストランの客席内で客が突然嘔吐した際、嘔吐物の処理ならびに消毒範囲はどこまですべきか。他の客の退避の方法は？ ………………………… 6

● 1-2　従業員に対する指示・対処　　7

- **Q1** ノロウイルスに感染した人は、何日くらい学校や会社を休むべきか ……… 7
- **Q2** 食品メーカーです。家族がノロウイルスに感染した社員の扱い、対応の仕方はどのようにしたらよいか ……………………………………………… 8
- **Q3** 食品取扱者がノロウイルスによる感染性胃腸炎を発症し、症状がなくなった後、食品の取り扱い作業へ従事させることができるまでの期間について、どのように指導したらよいか。また、調理従事者などの家族がノロウイルスに感染した場合、その調理従事者本人をどのように指導したらよいか …… 8
- **Q4** 保育園の保母さんが検査結果でノロウイルス抗原陽性となった場合の対応について ……………………………………………………………………… 9

● 1-3　患者・入所者、学童に対する指示・対処　　9

- **Q1** 施設での流行時に感染が拡大しないようにするには？ ……………………… 9

v

目　次

Q2　機械浴のときの注意点は …………………………………………………… 10
Q3　食事中に嘔吐が起きた場合、その部屋で食事をとっていた生徒の給食はどうしたらよいか …………………………………………………………… 10
Q4　吐いたものが他の子の体に付着してしまっていたらどうしたらよいか …… 11
Q5　嘔吐した子供への対応はどうすればよいか ………………………………… 11
Q6　ノロウイルスに感染したときには病院へ行かなくても治るのか ………… 13

● 1-4　保護者等に対して　13
Q1　子供がノロウイルスに感染した。家族が感染しないための注意点は？ …… 13

● 1-5　その他　14
Q1　ノロウイルスの検査は保険適用になったと聞いたが本当か ……………… 14
Q2　感染性胃腸炎に罹患した幼稚園児に適した食事内容は？ ………………… 14

■警　戒　時■

2. ノロウイルス感染症・食中毒の疑われる場合の対応

● 2-1　感染症が疑われるとき　15
Q1　施設で感染性胃腸炎感染が疑われた者が多数見られたときにはどこに相談すればよいか ……………………………………………………………… 15
Q2　調理従事者が感染性胃腸炎症状を呈しているが、症状の原因がノロウイルスであるかどうかわからない。検査結果が出るまで食品を直接取り扱う作業に従事させてよいか ……………………………………………… 15
Q3　調理従事者が胃腸炎を起こしたときの診察時の注意と、業務の従事について ……………………………………………………………………………… 16
Q4　幼稚園児の健康観察で注意すべきことは？ ………………………………… 16

■流　行　期■

3. ノロウイスル感染症・食中毒への日ごろの備え

● 3-1　施設内対策にあたって　17
Q1　施設でノロウイルスが持ち込まれる要因は何か ………………………… 17

Q2 施設での集団発生がしばしば報道されるが、なぜ施設で起きるのか？ ….. 17
Q3 施設での予防策はどうすればよいか ……………………………………………… 18
Q4 施設です。感染症対策委員会を設置するよう行政から指導を受けたが、構成員と、行う内容を教えてほしい ……………………………………………… 19
Q5 「感染症管理マニュアル」で発症時に対応することは何か ………………… 20
Q6 保育園における衛生管理について ……………………………………………… 20
Q7 保育所内の感染症の蔓延を防ぐためには ……………………………………… 21
Q8 給食、食堂等の管理者ですが、食中毒予防の管理のポイントは？ ………… 22
Q9 旅館の共同浴場や公衆浴場等における感染の予防対策としては、どのようなことを行えばよいか ………………………………………………………… 23

● **3-2 従業員への教育**　　23
Q1 飲食店、旅館等の施設ではどのような点に気をつければよいか …………… 23
Q2 旅館、ホテルではノロウイルス感染防止のためにどのようなことを行えばよいか ……………………………………………………………………… 24
Q3 調理従事者の衛生管理は ………………………………………………………… 24
Q4 従業員、パート等に対する効果的な教育法、およびシステムがあれば教えてほしい ……………………………………………………………………… 25

● **3-3 感染源への対処**　　26
Q1 ノロウイルスの汚染源はトイレと聞いたが本当か …………………………… 26
Q2 トイレのどこが汚染されているか ……………………………………………… 26
Q3 トイレは、和式と洋式のどちらがノロウイルス予防に優れているか ……… 27
Q4 汚物処理室、トイレの清掃・消毒はどのようにすればよいか ……………… 28

● **3-4 手洗い設備の検討**　　28
Q1 手洗い設備はどのようなものがよいか ………………………………………… 28
Q2 手洗い設備で、温水対応がなぜ必要か ………………………………………… 29
Q3 固形石けんは好ましくなく、液体石けんがよいと聞いたが本当か ………… 30
Q4 学校給食の調理場ですが、調理従事者専用トイレ内に手洗い設備を設けるように言われた。なぜか ……………………………………………………… 30
Q5 手洗い場の水道栓の開閉に手で回すものを使用していたら、肘あるいは自動で開閉できるものにしたほうがよいと言われた。なぜか ……………… 32

目次

■汚染物の処理方法■

4. 嘔吐・ふん便や汚染物の対処

● 4-1 嘔吐物の処理　33
- **Q1** 嘔吐物を覆うのは何がよいか …………………………………………… 33
- **Q2** ベッド上で嘔吐したときの対応はどうすればよいか ………………… 33
- **Q3** 夜間の処理は、嘔吐物の上に新聞紙を敷く等の対応でよいか。夜間は人がいないので処理まで手が回らない場合、放置でいいか ………………… 34

● 4-2 ふん便の処理　35
- **Q1** ノロウイルス感染者のふん便、嘔吐物からのノロウイルス排出量はどれくらいか …………………………………………………………………… 35
- **Q2** ふん便および嘔吐物の消毒方法を教えてほしい ……………………… 35
- **Q3** 汚物が床に落ちたときには、どのように処理したらよいか ………… 39

● 4-3 リネン類の処理（おむつ含む）　39
- **Q1** リネン類の消毒はどのようにすればよいか …………………………… 39
- **Q2** 汚れた衣類やタオルの洗濯はどのように行えばよいか ……………… 39
- **Q3** おむつ交換時の消毒方法は ……………………………………………… 40
- **Q4** クリーニング店がノロウイルスの感染源とならないための対応策はどうすればよいか …………………………………………………………… 41

● 4-4 感染者等の使った食器の処理　41
- **Q1** 食事中に嘔吐が起きた場合、使用していた食器の取り扱いは？ …… 41
- **Q2** 食器等の消毒はどのようにすればよいか ……………………………… 42

● 4-5 汚染されたカーペット類の処理　42
- **Q1** 次亜塩素酸ナトリウム溶液は、カーペット等のように色落ちするものに用いることができない。ほかの消毒方法はないか ……………………… 42

● 4-6 嘔吐などのあった部屋の処理　43
- **Q1** 部屋の消毒はどのようにすればよいか ………………………………… 43

- 4-7　感染性廃棄物の処理　　43
  - Q1　消毒後に使用した雑巾の消毒は ……………………………………… 43
  - Q2　学校内で廃棄物室はどこに設置するのがよいか。また、どのような注意が必要か ……………………………………………………………………… 44

■消毒方法■

5. ノロウイルスの消毒についての知識

- 5-1　ノロウイルスの抵抗性の知識と消毒薬　　45
  - Q1　塩素イオンのノロウイルスへの消毒効果はあるのか ……………… 45
  - Q2　酸・アルカリに対する抵抗性はどの程度か ………………………… 45
  - Q3　次亜塩素酸ナトリウム液1,000ppm（0.1％）の作り方を教えてほしい … 46
  - Q4　消毒液の管理、使用上の注意点を教えてほしい …………………… 46
  - Q5　次亜塩素酸ナトリウム消毒の失敗例を教えてほしい ……………… 46
  - Q6　保育園のノロウイルス対策で、除菌剤の使用はどう考えたらよいか …… 48
  - Q7　アルコールにノロウイルスへの消毒効果はあるのか？ …………… 49
  - Q8　アルコールに化学物質等が添加されたノロウイルス除菌剤が市販されているが、それらは本当に不活化効果があるのか ………………………… 49
  - Q9　ノロウイルス不活化効果のある除菌剤はほかに何かあるか ……… 50
  - Q10　微酸性電解水がノロウイルス除去に効果があると聞いたが ……… 51

- 5-2　熱消毒　　52
  - Q1　加熱に対する抵抗性は？ ……………………………………………… 52
  - Q2　ノロウイルスを不活性化するには？ ………………………………… 52
  - Q3　ノロウイルス対策の加熱温度について、85℃・1分以上だと著しくクオリティーダウンするので現場で困っている。食材の中心温度を85℃まで上げない殺菌条件にはどのような温度管理を行えばよいか ……………… 53

- 5-3　環境消毒、その他　　53
  - Q1　保育園で、玩具等はどのように消毒したらよいか ………………… 53
  - Q2　調理台・調理用具の消毒はどのように行えばよいか ……………… 54

目次

■感染経路■

6. ノロウイルス感染経路とその遮断

● 6-1 ノロウイルスの感染経路の予備知識　　55
- Q1 ノロウイルスは感染力が強いと聞いたが、どれくらいの個数で感染するのか ………………………………………………………………………… 55
- Q2 ノロウイルスはいつ、食品衛生法の病因物質に加えられたのか …………… 55
- Q3 どのような衛生管理不足でノロウイルス食中毒が起きているか ………… 56
- Q4 食品取扱者による食中毒の原因食品にはどのようなものがあるか ……… 57
- Q5 食品取扱者を介する食中毒が起きる要因には、どのようなことが考えられるか …………………………………………………………………………… 58
- Q6 食中毒事件を起こしたときの拭き取り検査で、よくノロウイルスが検出される場所はどこか ……………………………………………………… 59
- Q7 調理施設の作業者の手荒れはなぜ問題か ……………………………………… 59

● 6-2 手洗いの徹底　　60
- Q1 ノロウイルス食中毒予防の基本と、「付けない」の予防はどのようにするか ………………………………………………………………………………… 60
- Q2 ノロウイルスが手に付きやすく、食中毒を起こすのはなぜか ……………… 60
- Q3 なぜ手洗いをしなければならないのか？　また、いつ行えばよいのか … 61
- Q4 手洗いの方法を教えてほしい …………………………………………………… 62
- Q5 調理従事者は、調理中の手洗いでも常に標準的な手洗いを行う必要があるか ………………………………………………………………………………… 63
- Q6 二度手洗いをするように言われた。なぜ二度手洗いが必要か ……………… 64

● 6-3 食材の汚染と処理　　65
- Q1 ノロウイルスによる食中毒はどのような食材で起きているか ……………… 65
- Q2 二枚貝で食中毒を起こすのはカキだけか ……………………………………… 66
- Q3 二枚貝による食中毒はどのようにして起きるのか …………………………… 67
- Q4 生食用カキの表示には、県名でなく海域が記載されるのはなぜか ………… 68
- Q5 カキ、アサリ等では海水の入った容器に入れて販売されていることがあるが、二枚貝の入っていた海水は安全か ……………………………………… 68
- Q6 生食する刺身、野菜の調理はどのようにすればよいか ……………………… 70

● 6-4 その他　　70
Q1 ノロウイルスに感染した嘔吐物・ふん便とは知らずにそれらに触れた場合、感染しないための対処法はどういうものか……………………………… 70
Q2 ノロウイルスに汚染されたふん便・嘔吐物が乾燥して食中毒が発生するのは、どのような理由か……………………………………………………… 71
Q3 井戸水による食中毒の特徴は……………………………………………………… 71

■ウイルスとは■

7. ノロウイルスについての基礎知識

● 7-1　ノロウイルス感染症・食中毒の症状　　73
Q1 ノロウイルスに感染するとどのような症状が出るのか ……………………… 73
Q2 感染性胃腸炎とはどのような症状か ………………………………………… 73
Q3 ノロウイルスに何度も感染するのはどうしてか？ …………………………… 74
Q4 ノロウイルスに効く薬は？ ……………………………………………………… 75

● 7-2　感染や食中毒が発生する季節と現状　　76
Q1 ノロウイルスによる食中毒はどのようにして起こるのか …………………… 76
Q2 ノロウイルスに感染しやすい年齢層と感染症の流行時期は？ ……………… 76
Q3 感染性胃腸炎のうちノロウイルスの占める割合はどれくらいか …………… 77
Q4 ノロウイルスによる食中毒患者で死者はいるか ……………………………… 77
Q5 ノロウイルス食中毒の発生しやすい時期は？ ………………………………… 77

● 7-3　ノロウイルスの歴史と認識　　79
Q1 ウイルスはいつ発見されたのか ………………………………………………… 79
Q2 ウイルスの大きさと構造 ………………………………………………………… 80
Q3 ノロウイルスはいつ発見されたか ……………………………………………… 81
Q4 小型球形ウイルス（SRSV）とノロウイルスとの関係は？ …………………… 81
Q5 ノロウイルスと正式に命名されたのはいつか？ ……………………………… 82
Q6 ノロウイルスと類似のウイルスは他の動物にも存在するのか ……………… 82
Q7 ノロウイルスには仲間はどれくらいあるのか ………………………………… 82

● 7-4 「ウイルス」という存在の特徴　83

- **Q1** ウイルスとは？ ……………………………………………………… 83
- **Q2** ヒトノロウイルスの増殖はヒト以外で見られるのか ……………… 85
- **Q3** ノロウイルスは自然界ではどのくらいの間、感染性を持ち続けるのか …… 85

● 7-5 感染していても症状がない人の存在　86

- **Q1** ノロウイルスに感染する人と感染しない人がいると聞いたが、本当か …… 86

● 7-6 疫学調査―どのようにして感染経路を特定するか　86

- **Q1** 食中毒発生の際の疫学調査の基本は ……………………………… 86
- **Q2** ノロウイルスの診断にはどのような検査をするのか …………… 90

● 7-7 検査法―どのようにしてノロウイルスと断定するか　90

- **Q1** 遺伝子検査法にはどのようなものがあるか ……………………… 90
- **Q2** 抗原抗体反応の検査法にはどのようなものがあるか …………… 91
- **Q3** 検査法によって検出感度が異なるようだが、どれくらい違うのか ……… 93

■食中毒の現場■

8. 日本の食中毒の状況

- (1) 日本におけるノロウイルスによる食中毒の発生状況 ……………………… 95
- (2) 主な病因物質の年次別食中毒事件数 ………………………………………… 96
- (3) 病因物質別患者数割合の年次推移 …………………………………………… 96
- (4) ノロウイルスによる食中毒の事件数と患者数の年次推移 ………………… 97

■事例の教訓■

9. ノロウイルス感染症・事例研究

● 9-1 ノロウイルス感染症事例　99

- **事例1** 高齢者社会福祉施設でショートステイ利用者への注意不足による感染症が集団発生 …………………………………………………………… 99
- **事例2** 高齢者施設集会室で嘔吐し、その嘔吐物の処理方法が悪く、感染症が集団発生 ……………………………………………………………… 100

事例 3	高齢者社会福祉施設の職員が、下痢症状が軽快し業務に就いた後に感染症が集団発生	101
事例 4	嘔吐物の処理が不適切で処理した人が感染し、感染拡大	101
事例 5	食事中に乳幼児が下痢し、おむつ替えを行ったことにより集団感染が発生	102
事例 6	学校集会後の講堂で数日前に嘔吐し、きちんと消毒しなかったために、その後集団発生	102
事例 7	ホテルの廊下で嘔吐し、嘔吐物をきちんと塩素消毒しなかったために集団発生	103
事例 8	検査結果でノロウイルスと診断されるまで、ノロウイルス感染症と考えなかっことにより集団発生	103
事例 9	環境水によるノロウイルス感染例	104

● 9-2　ノロウイルス食中毒事例　　104

事件 1	仕出し弁当によるノロウイルス食中毒事件について	104
事件 2	B弁当業者の食中毒事件発生状況	108
事件 3	手洗い設備の不備と不適切な手洗い方法で発生したノロウイルスによる食中毒事件	112
事件 4	調理技術に問題があったために発生した食中毒事件	113
事件 5	体調不良と調理能力を超えた作業が一因と考えられたノロウイルス食中毒	114
事件 6	食中毒発生後、二次感染が多発した事件	115
事件 7	食中毒事件に際して、感染症と考えたため食中毒の調査が遅れ、食中毒をさらに引き起こした事件	116

■緊　急　時■

1. ノロウイルス感染症・食中毒発生時の対応

● 1-1　現場指揮と行政機関への報告

Q1　ノロウイルスと思われる感染性胃腸炎患者発生時に直ちに行うことは？

A1　ノロウイルスによると思われる感染性胃腸炎の集団発生の際には、食中毒か感染症かの判断を行う前に、二次感染・食中毒の発生防止策をとってください。ノロウイルスは感染症と食中毒の両面を持っており、共に表裏一体です。食中毒の発生後には、二次感染の防止とともに食中毒の原因究明が、感染症の発生後には二次感染と食中毒の防止が重要です。

Q2　ノロウイルス感染症集団発生の定義は？　また行政機関への報告はどのようにすればよいか

A2　ノロウイルスの集団発生の定義は、次のように定められています。
　　1）ノロウイルス感染性胃腸炎と診断され、またはノロウイルスの感染が疑われた死亡者または重症患者が1週間以内に2名以上発生した場合。
　　2）ノロウイルスの感染が疑われる者が10名以上、または全利用者の半数以上発生した場合。
　　3）上記1）および2）に該当しない場合であっても、通常の嘔吐や下痢症状がある者の数を上回る場合。
　この定義にあてはまるときに集団発生と判断し、行政（関係す

る施設主管課および保健所）に報告しなければなりません。

報告する内容は、①感染症または食中毒が疑われる入所者の人数、②感染症または食中毒が疑われる症状、③上記の入所者への対応や施設における対応状況等、です。

近年では、集団発生の報告が必ずしもなされていないようです。上記の条件に当てはまるときには必ず報告を行い、保健所等から適切な指導を受けてください。

Q_3 子供が嘔吐したときにはどうすればよいか

A_3 嘔吐したときには口の中をよく見て、嘔吐物が残っているか否かを確認し、口の中に嘔吐物があるときには指等で掻き出します。口の中に嘔吐物が残り、気管が詰まっているときには背中をたたくか、後ろから両手で腹部を掴み、上に持ち上げます。それでも嘔吐物が除去できないときには救急車を呼び、受診させます。引き続き嘔吐の心配があるときには横向きに寝かせ、しばらく様子を見ます。

Q_4 感染性胃腸炎・食中毒発生時、マスコミを含め行政、保護者への対応はどのような人が行うのがよいか

A_4 マスコミ等への説明は最も責任のある人（施設長、校長）が適任ですが、他の対応に追われているときには、次の責任者（次長、教頭）が行い、複数の人が行わないことです。対応者により説明内容が異なると、不信感を抱かれてしまいます。また、情報内容の違いの説明を求められることにもなってしまいます。情報はすべて、隠さずに丁寧に説明することです。後で、一部について発表していないことが明らかになると、以後の発表・説明内容を信じてもらえません。

● 1-1 現場指揮と行政機関への報告

緊急時

Q5 保健所等の主幹課に報告する内容はどのようなことか

A5 　施設長（学校長）は迅速に感染性胃腸炎の集団発生を市町村等の主管課に報告します。併せて保健所に報告し、防疫方法などの指示を求めます。
　報告の内容は、感染症または食中毒が疑われる入所者の人数、ノロウイルスの場合は特に下痢、嘔吐、吐き気、腹痛の発症状況、発生した日時、階、ユニット、居室毎（クラス、学年）にまとめて報告してください。入所者、および施設における対応についても報告します。

Q6 学校で感染性胃腸炎が多発したときの対応は？

A6 　教育委員会、学校医、保健所等に連絡するとともに、患者の措置に万全な対応をとります。また、二次感染の防止のための対応をとります。体調不良の児童は、学校医および保健所等と相談の上、医療機関を受診させるとともに、給食の停止、当該児童の出席停止および必要に応じて臨時休校、消毒を行います。消毒は教室、トイレ、手洗い場、講堂、体育館、調理室等を含め全校生徒が触れる場所および床等は次亜塩素酸ナトリウム（200ppm）で湿した白い綿の布等で拭きます。ただし、金属部分は10分後に水拭きをします。
　食中毒拡大防止策として手洗いの励行、調理員専用トイレ、食器、調理器具の消毒の徹底等の措置をとってください。
　校長の指導のもとに、養護教諭等が児童生徒の症状の把握に努めます。また、関係職員の役割（教育委員会・保健所等への連絡、生徒の健康状態の把握、消毒、家庭への連絡、マスコミ対応等）を明確にし、校内組織に基いて学校内外の取り組み体制を整備します。
　保護者に対してはできるだけ速やかに集団発生の状況を連絡し、協力を求めるとともに、二次感染防止（手洗いの励行、トイレ使用後、食器、下着等の消毒）の協力を依頼します。プライバシー

1. ノロウイルス感染症・食中毒発生時の対応

緊急時

等の人権侵害がないように配慮してください。

食中毒の発生原因の究明に際しては、速やかに明らかになるよう保健所等に協力し、原因の除去、予防に努めましょう。

学校での対応については、感染性胃腸炎は学校保健法には明確に規定されていませんが、流行時には学校医の意見を聞き、「第3種学校感染症」（腸管出血性大腸菌感染症）として扱うこと（休校措置）も可能です。実際に休校、学級閉鎖の処置をとった学校もあります。患児の登園や登校は、急性期が過ぎて症状が改善すれば可能です。しかし、下痢症状が治った後も、3日間程度休むのがよいです。登校の際には手洗いをしっかり行いましょう。

感染性胃腸炎にかかった生徒の校内での排便は使用トイレを決めておき、使用後は手の触れる便器のレバー、ドアノブ、ペーパーホルダー等を次亜塩素酸ナトリウム（200ppm）で湿した白い綿の布等で消毒しましょう。

Q7 食中毒発生あるいは感染症発生時における学校の対応の要点は？

A7

食中毒あるいは感染性胃腸炎の集団発生、あるいはその疑いがあるときは、学校は速やかに次のような措置をとります。

校長は、異常を訴える者や欠席者の欠席理由や症状（下痢、嘔吐など）から食中毒の疑いがあるときは、直ちに学校医、市区町村教育委員会（私立学校においては、都道府県教育委員会）、保健所等に連絡し、その後も発生状況を定期的に報告し、指示を求めます。教育委員会への報告は、終焉するまで継続的に行ってください。

食中毒発生時には、全児童生徒と教職員の健康状態および喫食状況を、「健康調査票」、「喫食調査票」等により組織的に把握し、保健所等による立入り検査がある場合には、校長は担当責任者を定めて適切に対応し、献立表、調理作業工程、検収記録簿、配送記録簿、調理従事者検便結果表、温度記録簿、検食簿、児童生徒の健康観察記録簿（児童生徒の健康観察の結果を記録したもの）等の諸帳簿を準備、整備します。

1-1 現場指揮と行政機関への報告

緊急時

　学校給食の中止についても保健所等と相談し、速やかに判断します。

　保護者に対しては、教育委員会や保健所の指示に基づき、食中毒発生の（疑いがある）事実、児童生徒の健康調査、検便などの各種調査への協力依頼などを、学年主任または学級担任を通じて速やかに連絡してください。

　校長は、衛生管理に関する校内組織等に基づいて、教頭、保健主事、学級担任、養護教諭、給食主任、栄養教諭等の役割を再確認し、校外の学校、家庭、地域および専門機関が一体となって校内外の取り組み体制を作り対応します。

　特に教育委員会、保健所や報道関係には、校長または教頭が責任をもって対応します。それ以外の人は対応しないようにします。

　校長は、食中毒の発生状況、食中毒についての正しい知識、児童生徒および家族の健康管理の注意事項（手洗いの励行など）を随時保護者に連絡し、協力を求めることです。

Q8 患者発生時の、患者さんへの対応はどのようにすればよいか

A8　施設ではしばしば報告が遅れ、感染がより拡大することがあります。患者が発生したときには施設管理医、感染症担当者に報告し、その人達の指示に従ってください。特に、早期に感染拡大防止を図ることが最も大事です。患者数のさらなる発生の防止に努めれば、早期に流行は終息します。

　患者が発生したときには患者をトイレ付きの個室に移し（トイレがないときには簡易トイレを利用してください）、患者が多いときには集団管理を行います。トイレ使用後は便座、ドアノブ等の、手が触れる場所を次亜塩素酸ナトリウム（200ppm）で消毒しましょう。

　有症者の看護は、感染症の知識を有する人に決めて行いましょう。知識のない人が対応しますと看護者が感染し、さらに患者数を増やす要因となります。

5

ガウン、マスク、手袋は患者毎に交換し、手洗い、適宜手指消毒を行ってください。エプロン、マスク、手袋の使用後は、表面が手や他のものに触れないように注意して取り外し、適切に廃棄します。また作業後には、手洗いとうがいを必ず行ってください。

施設での感染拡大の要因として、患者のケアに使用したエプロン、手袋を交換することなく他の施設利用者をケアしたために、ケアを受けた人が感染した事例もあります。患者毎にエプロン、マスク、手袋は確実に交換しましょう。

感染性胃腸炎は多様な病原体で起こります。すべての人が同一の病原体によるとは限りません。また、ノロウイルス感染症でも、感染している遺伝子型が異なることがあるので、患者さん毎にエプロン、マスク、手袋は交換が必要です。

また、多くの人が触れるドアノブ、手すり、エレベーターのボタン等は、次亜塩素酸ナトリウム（200ppm）、ノロウイルス不活化効果のあるアルコール製剤、微酸性電解水等でこまめに消毒しましょう。

Q9 レストランの客席内で客が突然嘔吐した際、嘔吐物の処理ならびに消毒範囲はどこまですべきか。他の客の退避の方法は？

A9

客席におられるすべての人は、直ちに室外に出ていただくことです。できれば、その際にナプキン等で口を塞いでください。なお、退出時に靴が嘔吐物に触れた可能性のある人は、靴底を次亜塩素酸ナトリウム（1,000ppm）に湿したペーパータオル等の上で4、5回足踏みして、靴底を消毒してください。詳細は4-1項の嘔吐物の処理方法を参照してください。

嘔吐した人は洗面所に案内し、そこで口を10回程度よくすすいでいただきます。

人が動きますと靴等に嘔吐物が付くので、嘔吐した人がいたところは消毒しなければなりません。レストラン、食堂等では汚物の処理キット（4-2項図4.1、図4.2参照）のほかに、汚れた衣類を入れるビニール袋を常備しておくとよいでしょう。

窓を開けることができる施設であれば、直ちに窓を開けます。空調設備は停止させ、ドアは開放します。とにかく、広範囲の消毒が必要となります。

● 1-2 従業員に対する指示・対処

Q1 ノロウイルスに感染した人は、何日くらい学校や会社を休むべきか

A1 ノロウイルスに感染したときに、学校や会社を休む期間は法律では定められていません。登校・出社に際しては下痢・嘔吐症状が治癒した後、少なくとも3日後からが望ましいです。治ったあとも2週間ほどふん便からウイルスが排出されますので、排便後のトイレの次亜塩素酸ナトリウム消毒、手洗いの徹底、タオルの共用はしないなどの感染防止策を徹底して行いましょう。なお、大量調理に従事している人は、高感度のノロウイルス検出検査を行い、陰性になってから調理に従事するようにしましょう。

COLUMN　ノロウイルス感染症による死亡率は

　2004年末から高齢者福祉施設で死亡者が見られたことから、ノロウイルス感染症の死亡率が問題となりましたが、過去最も高い死亡率はイスラエルの高齢者施設での2％で、アメリカの疾病対策センター（CDC）によると年間800人が亡くなっていると推定されています。日本では1997～2012年の間の食中毒患者約20万人のうち、死亡者はいません。このことから、一般的に、健康な人で自ら歩けて食事ができるようであれば、ノロウイルス感染症で入院することがあっても、死に至ることはないと言えます。日頃から健康管理に気をつけましょう。

　なお、死亡例はノロウイルスが直接的な原因ではなく、多くは体力が弱っている人で、嘔吐した際に嘔吐物が気管に詰まり窒息、あるいは嘔吐物が誤って気管に入り肺炎を起こし（誤嚥性肺炎）、それが原因で亡くなっています。

1. ノロウイルス感染症・食中毒発生時の対応

Q2 食品メーカーです。家族がノロウイルスに感染した社員の扱い、対応の仕方はどのようにしたらよいか

A2 ノロウイルスには不顕性感染があります。下痢・嘔吐などの症状を示さなくても、ノロウイルスがふん便中に大量に排出していることがあります。従って、家族がノロウイルスに感染した社員は、ノロウイルスに感染していないことを確認するために、ノロウイルスの高感度検査を受けてください。ウイルス検査でノロウイルス「陽性」と診断されたときには、食品の製造に就かないでください。

Q3 食品取扱者がノロウイルスによる感染性胃腸炎を発症し、症状がなくなった後、食品の取り扱い作業へ従事させることができるまでの期間について、どのように指導したらよいか。また、調理従事者などの家族がノロウイルスに感染した場合、その調理従事者本人をどのように指導したらよいか

A3 ノロウイルスによる感染性胃腸炎の場合、下痢等の症状がなくなっても、通常2週間程度、長いときには1カ月ほどウイルスの排出が続くことがあります。ノロウイルスの高感度検査を受けて「陰性」と診断されるまでは、調理に従事しないことです。

ノロウイルスによる感染性胃腸炎は、感染していても症状を示さない不顕性感染も認められています。食品取扱者にノロウイルス感染者が見られたときには従業員全員の検査を行い、不顕性感染していないことを確認してください。検査で「陽性」だった人は、「陰性」と診断されるまでは調理に従事しないことです。

調理従事者の家族が感染している場合で、調理従事者本人が症状を示していない場合は、念のため、ノロウイルスの高感度検査を受け、陰性であることを確認してください。

● 1-3 患者・入所者、学童に対する指示・対処

緊急時

Q4 保育園の保母さんが検査結果でノロウイルス抗原陽性となった場合の対応について

A4 保母さんの症状（嘔吐、下痢）が治まった後も、3日間程度は自宅静養していただくことが望ましいです。その後、勤務に際しては手洗いを徹底するなど、感染防止（トイレの使用等）に努めてください。

● 1-3 患者・入所者、学童に対する指示・対処

Q1 施設での流行時に感染が拡大しないようにするには？

A1 患者が発生したときには、娯楽室の使用など部屋間の交流を禁止してください。また、面会も制限するか、面会場所を限定してください。

食堂の利用も一時に多くの人が利用しないようにし、何組かに分けて使用し、使用毎にテーブル等を消毒しましょう。できれば、それぞれの居室で食事を摂るようにしてください。

患者のふん便・嘔吐物の取り扱いに注意するとともに、必ずしっかり消毒を行いましょう。なお、高齢の感染者は2週間以上、大量のウイルスをふん便中に排出しますので、この間は、トイレ、トイレの蓋、ドアノブ、手すり、娯楽室内の物品等、多くの人が触れるところはこまめに消毒を行いましょう。

下痢・嘔吐症状が治癒後、少なくとも3日間は入浴を控え、感染後の入浴に際しては、入浴順は最後とし、お尻周りをしっかり洗った後、入浴しましょう（介護者が補助を行う）。入浴後は、洗い場および浴槽を次亜塩素酸ナトリウム（200ppm）あるいは微酸性電解水で消毒しましょう。

1. ノロウイルス感染症・食中毒発生時の対応

緊急時

Q2 機械浴のときの注意点は

A2 　下痢等の症状がある入居者は、下痢症状が治った後、少なくとも3日間はシャワー浴に限定し、入浴を控えましょう。シャワーを浴びた場所は、次亜塩素酸ナトリウム（200ppm）あるいは微酸性電解水で消毒してください。

　入浴の前には石けん液でお尻をよく洗い、流水で洗い流します。その際、ふん便の付着が認められた場合は、事前に使い捨てのお尻拭きで拭き取り、汚物入れに入れます。

　タオルは共用しないことです。使用したストレッチャーおよび床面は、流水で洗い流します。

　全員の入浴後、床面、マット、ストレッチャー、洗面器は洗剤を使い、汚れをよく洗い流します。必要に応じて次亜塩素酸ナトリウム（200ppm）で消毒を行い、10分後に、金属部分は水拭きしてください。

　入浴中に排便した際には、浴槽水はすべて流し、浴槽は掃除をして次亜塩素酸ナトリウム（200ppm）で、ただし固形物が認められたときには次亜塩素酸ナトリウム（1,000ppm）あるいは微酸性電解水の流水で消毒を行ってください。

Q3 食事中に嘔吐が起きた場合、その部屋で食事をとっていた生徒の給食はどうしたらよいか

A3 　直ちに給食を中止し、全員を部屋から退出させてください。その後、嘔吐物の処理（4-1項参照）に従って行ってください。嘔吐した子供は他の子供と接触しないようにし、うがいを10回ほど行わせ、口腔内をきれいにしてください。そして、嘔吐した生徒は受診させてください。うがいしたところは次亜塩素酸ナトリウム（1,000ppm）で消毒してください。汚れた服はビニール袋に二重に入れ、家庭に持ち帰る際には嘔吐物が付着していることと、ノロウイルスに汚染された衣類の洗濯法（4-3項参照）を記載したものを添付してください。

1-3 患者・入所者、学童に対する指示・対処

緊急時

Q4 吐いたものが他の子の体に付着してしまっていたらどうしたらよいか

A4 他の子と一緒に退避させないでください。嘔吐物そのものがかかってしまったなら、すでにウイルスが口の中に入っている可能性があり、感染の可能性が高いです。衣服に付いた嘔吐物も感染源であり、衣類はすぐに脱がせ、ビニール袋に入れます。汚れた衣類は次亜塩素酸ナトリウム（1,000ppm）で消毒します（洗濯の方法は4-3項を参照）。嘔吐した本人および汚物が付いた子供は、温水によるシャワーを浴びさせ、嘔吐物は液体石けんを用いてしっかり洗い流してください。シャワー室は次亜塩素酸ナトリウム（200ppm）あるいは微酸性電解水で消毒してください。

Q5 嘔吐した子供への対応はどうすればよいか

A5 何をきっかけに吐いたのか（咳で吐いたのか、吐き気があったのか等）を確認します。突然嘔吐したときにはノロウイルス感染が疑われますので、保育士を呼び、他の園児を別の部屋に移動させます。

下痢、発熱、嘔吐等の症状を伴う園児は別室で保育するとともに、下痢便・嘔吐物は衛生的に処理しましょう（4-1項参照）。

嘔吐した子供がうがいができるのであれば、うがいを10回程度させて、口の中をきれいにします。うがいのできない子供は、口内に嘔吐物が残っているようであれば嘔吐の誘発をさせないよう丁寧に取り除きます。その後別の部屋で静養させ、30分程度観察します。うがいで汚れた洗面場、およびうがい時に汚れたもの、衣類等は次亜塩素酸ナトリウム（1,000ppm）で消毒します。

子供に嘔吐や吐き気がなければ、下痢・嘔吐で水分が失われているので水分補給を十分行います。経口補水液等を体温程度に温め、少量ずつ頻回与えます。なお、下痢・嘔吐症状が治まっても食事の量は少なめにし、乳製品は控え、消化の良いものを与える

1. ノロウイルス感染症・食中毒発生時の対応

のがよいでしょう。

　下痢をしているときにはお尻がただれやすいので、清潔にしましょう。

　おむつ交換は決められた場所で行い、いろいろな場所で行わないこと。下痢をしている子供のおむつ交換は、他の子供がいる保育室を避けます。

　なお、おむつ交換担当者は必ず手袋、エプロンを着用し、おむつ交換専用シート（使い捨て）を敷き、1回毎に替えましょう。

　寝かせる場合は、嘔吐物が気管に入らないように体を横向きにして寝かせます。

　下痢・嘔吐を繰り返し起こしたり、元気がなくなったときには直ちに受診させますが、その際に、ふん便の一部（1g程度以上あればよい）を持っていきましょう（便のついた紙おむつでもよい）。そうすれば直ちにノロウイルス、ロタウイルス、アデノウイルスの簡易検査を受けることができ、早期に診断がつきます。

　なお、受診時に医師に伝えることは、症状がいつから見られたか、下痢、嘔吐の回数、ふん便の状態（水状、お粥様、軟便、におい、色等）、嘔吐物の状態、子供の様子、体温等です。できる限り詳細に観察しておくことが大切です。

　さらに、その子供が食べたものや、クラスおよび家族の症状の有無等 です。

COLUMN

感染症法におけるノロウイルス

　ノロウイルスは、乳幼児の感染性胃腸炎の主病原ウイルスです。感染症法では、病気の重篤度によって最も重い第1類から最も軽微な第5類に分類されています。感染性胃腸炎は、最も軽い第5類感染症に分類されています。感染性胃腸炎患者数は、全国の約3,000カ所の小児科医院から毎週、厚生労働省に報告されています。

Q6 ノロウイルスに感染したときには病院へ行かなくても治るのか

A6
欧米では、カキを食べて胃腸炎を起こしてもあまり重要視していません。しかし、軽視することは危険です。幼児、高齢者および基礎体力の弱い人は、下痢、嘔吐により体力が消耗して重症化につながりますので、下痢、嘔吐がすぐに治まらないときには早めに病院に行きましょう。高齢者、幼児が嘔吐した時には、口腔内に嘔吐物が詰まらないよう、呼吸ができているかを確認してください。直ちに口の中を調べ、口腔内に嘔吐物が残っているときには取り除き、うがいを10回程度させ、口腔内をきれいにしましょう。また、口腔内の嘔吐物を取り除くことができないときには、直ちに救急車を呼んでください。

● 1-4　保護者等に対して

Q1 子供がノロウイルスに感染した。家族が感染しないための注意点は？

A1
ノロウイルス感染後は、3週間程度大量のウイルスがふん便から排出されますので、この期間は特に注意してください。排便後、手洗いができない子供は、親が補助しましょう。排便後にはトイレ、トイレのドアノブなど、子供が触れたところは次亜塩素酸ナトリウム（200ppm）で消毒します。手洗いのタオルの共用は避けます。風呂、シャワーは家族の最後に入り、入浴の前にお尻をよく洗います。入浴後、浴室は次亜塩素酸ナトリウム（200ppm）で消毒します。下着の洗濯は次亜塩素酸ナトリウム（200ppm）に10分間、あるいは煮沸消毒を行った後に家族と別に洗います（4-3項参照）。食事の際に用いた食器、箸も下着と同様に消毒します。

● 1-5 その他

Q1 ノロウイルスの検査は保険適用になったと聞いたが本当か

A1 　診療報酬の算定方法の一部改正が行われ、平成24年4月1日からノロウイルス抗原迅速定性検査が保険適用されました。保険適用で検査できる人はノロウイルス感染症が疑われる場合で、以下のいずれかの条件に当てはまる人です。検査方法は簡易検査で、多くはイムノクロマト法が行われています。

　　ア）3歳未満の患者
　　イ）65歳以上の患者
　　ウ）悪性腫瘍の診断が確定している患者
　　エ）臓器移植後の患者
　　オ）抗悪性腫瘍剤、免疫抑制剤、または免疫抑制効果のある薬
　　　　剤を投与中の患者

　これらのいずれかの条件に当てはまるときに、ノロウイルスの簡易検査を保険適用で行うことができます。

Q2 感染性胃腸炎に罹患した幼稚園児に適した食事内容は？

A2 　消化吸収のよいおかゆ、野菜スープ、煮込みうどん（短く刻む）等を少量ずつゆっくり食べさせます。適切な水分補給にも心がけます。

　下痢のときに控えたい食べ物は、脂っこい料理、糖分を多く含む料理やお菓子、香辛料の多い料理や食物繊維を多く含む食品、肉、脂肪分の多い魚、芋、ごぼう、海草、豆類、乾物などは避けてください。

■警 戒 時■

2. ノロウイルス感染症・食中毒の疑われる場合の対応

● 2-1 感染症が疑われるとき

Q1 施設で感染性胃腸炎感染が疑われた者が多数見られたときにはどこに相談すればよいか

A1 保育園、学校、高齢者施設などで集団発生した場合は、保健所等に相談してください。保健所等で早く診断を確定し、適切な対策の助言を得て、感染拡大を防ぐ必要があります。速やかに保健所等に相談してください。

Q2 調理従事者が感染性胃腸炎症状を呈しているが、症状の原因がノロウイルスであるかどうかわからない。検査結果が出るまで食品を直接取り扱う作業に従事させてよいか

A2 感染性胃腸炎には、ノロウイルス以外のウイルスや細菌による感染の場合もありますが、何らかの病原体に感染している可能性が高いです。食品事業者が実施すべき管理運営基準に関する指針（昭和47年11月6日付環食第516号）にあるとおり、食品の取り扱い作業には従事させず、医療機関を受診するようにしてください。検査結果が陰性であることが確認されるまで、調理には従事できません。

2. ノロウイルス感染症・食中毒の疑われる場合の対応

警戒時

Q3 調理従事者が胃腸炎を起こしたときの診察時の注意と、業務の従事について

A3　調理従事者が胃腸炎を発症して医療機関を受診する際には、医師に調理従事者であることを告げ、高感度のノロウイルス検便検査を受けてください。検査結果が出るまでは業務に就かないでください。

　高感度検便検査でノロウイルス陽性のときは、勤務できません。症状が治癒し、1～2週間後にもう一度高感度検便検査で、「陰性」確認後に通常の業務ができます。業務を休むことができないときは、下痢、嘔吐等の症状が完全に治癒した3日後以降に、帳簿記入等の調理作業以外の従事は可能です。勤務の際には、二次感染の防止を徹底してください。

Q4 幼稚園児の健康観察で注意すべきことは？

A4　下痢のほかに機嫌が悪く、食欲不振、発熱や嘔吐、腹痛を伴うときには感染性胃腸炎の可能性があります。

　下痢と一緒に嘔吐の症状があり、米のとぎ汁のような水様便が数回あるときには、唇や舌が乾いていないかを注意深く観察し、尿が半日以上出ない（または量が少なく、色が濃い）ようでしたら、脱水症状を起こしている可能性がありますので、直ちに受診させてください。

■流行期■

3. ノロウイルス感染症・食中毒への日ごろの備え

● 3-1 施設内対策にあたって

Q1 施設でノロウイルスが持ち込まれる要因は何か

A1 　　入所者は基本的に外部に出ないので、ノロウイルスを施設内に持ち込むことはありません。ノロウイルスの施設への侵入経路は、感染している通所者や面会者、職員、業者等の、外部から施設に入る人、あるいはノロウイルスに汚染された食品によって持ち込まれます。外部で流行の兆しが見られるときから、ノロウイルスの施設への侵入を防ぐことに重点を置いてください。例えば、健康に異常のある人は入所をお断りする、入口で手洗いをし、履物のまま施設内に入れない等、ウイルス侵入防止に努めてください。

Q2 施設での集団発生がしばしば報道されるが、なぜ施設で起きるのか？

A2 　　ノロウイルスが一旦施設に入り込みますと、入所者は抵抗力が弱い人が多いため、発病しやすいことが考えられます。高齢者は免疫力が弱いため、体外へのウイルス排出量が多く、かつ排出が長期間続きますので、感染者を次から次へと広げやすいことが言えます。
　　また、高齢者が感染すると下痢・嘔吐を高率に発症しますので、衛生的な環境の確保が難しくなり、介護の作業等により感染

3. ノロウイルス感染症・食中毒への日ごろの備え

拡大が起きやすいのです。これらの要因が重なって、施設で集団発生が起きます。

Q3 施設での予防策はどうすればよいか

A3　職員は自らの健康管理に努めましょう。また、平常時から入所者の健康管理に注意します。

ノロウイルス食中毒の防止：ノロウイルス流行期にはノロウイルス感染の危険性のある食材（二枚貝等）、和えもの、野菜サラダのような生食するものは避け、加熱食品を食べるようにしましょう。

手洗い：職員は排便時、施設への入所時、介護前・介護後、調理前、配膳前、食事介助前には衛生的な手洗いを実施してください。入所者には排便の後、食事前に徹底した手洗いを必ず行うように教育しましょう。手洗い後はタオルの供用を禁止し、ペーパータオルを用いてください。高齢者施設、乳幼児施設では自ら手洗いできない人がいますので、そのような人には職員が補助し、確実に手洗いを実施し、手洗いの給水は温水対応にしてください。

健康観察：施設内では毎朝、入所者（発熱、下痢、嘔吐、腹痛を含め、咳、咽頭痛、鼻汁、発疹、頭痛、顔色等）の症状について健康観察を行いましょう。早期に患者発生を把握し、感染拡大防止策を実施することがキーポイントです。少しでも遅れますと施設全体がノロウイルスに汚染され、大規模な集団発生につながります。

利用制限：ノロウイルス流行の兆しが見られたときから終息するまでの間は、食堂、娯楽室等、複数の人が共用で利用する部屋は、可能な限り利用を制限してください。娯楽室の遊具、本等はできるだけ撤去してください。児童がいるところでは、消毒できる遊具に限定し（ぬいぐるみ等は撤去）、口に入れる可能性のあるものは撤去してください。遊具は次亜塩素酸ナトリウム（200ppm）で消毒し、その後水洗いしてください。

流行期

施設では、特に患者発生がなくても不顕性感染がありますので、常に患者発生があるものとして対応しましょう。

面会者の制限：外部の感染者から施設へのウイルス持ち込みを防ぐために、ノロウイルス流行時には面会者は親族にのみに制限し、親族であっても乳幼児の面会は避けてください。施設利用者は施設の入口に手洗い場を設置し、手洗いを実施させます。また、施設内専用のスリッパを用意します。面会は出入口に近いところの決めた部屋で行い、面会者が多くの人に接しないようにします。

トイレの区別：トイレは外来者と入所者では別にして、外来者用トイレは出入口および面会場所に近いところを利用させるようにします。

消毒：トイレをはじめ多くの人が触れる場所、触れる物はこまめに次亜塩素酸ナトリウム（200ppm）を湿した白い綿の布、アルコール製剤、微酸性電解水で消毒しましょう。

Q4 施設です。感染症対策委員会を設置するよう行政から指導を受けたが、構成員と、行う内容を教えてほしい

A4 感染症対策委員は施設長、事務長、医師、看護師、介護職員、栄養士等の幅広い職種で構成し、メンバーの役割分担を明確にしておいてください。なお、責任者は介護職員とすることが望ましいです。

委員会の役割は「感染症の予防」と「発生時の対応」で、まずは予防に重点を置くことです。

感染対策のための指針の整備としては、次のようなことです。
1）「平常時の対策」および「発生時の対応」を規定する
2）職員の定期的な健康診断の受診を必須とする
3）感染症の早期発見の方策を明確にしておくこと

Q5 「感染症管理マニュアル」で発症時に対応することは何か

A5

施設では、感染症担当者（施設では介護者が適任。学校では保健担当者）を定め、自主管理マニュアルを作成してください。感染症担当者は感染症が疑われた場合、管理マニュアルに従って、次のようなことを行います。

1) 利用者（通所者と入所者）と職員の健康状態、症状の有無（嘔吐・嘔気、下痢、発熱、発疹等）、発症した人は室毎にまとめる。
2) 受診状況と診断名及び検査の有無と治療内容を記録する。
3) 重症者（死亡者または重篤患者）の有無。医療機関に受診していない重症者を含む感染を疑われる人には受診を勧める。
4) ノロウイルス検査用の患者のふん便（あるいは嘔吐物）を確保する。
5) 通所者の家族の健康状態、入所者では外泊した場合は外泊先の家族の健康状態を調べ、異常が認められたときには施設管理者および管理医に報告する。
6) 通所者では約1週間前までの出席状況と欠席者、または早退者の症状の有無を名簿にまとめる。

Q6 保育園における衛生管理について

A6

緊急時の役割：保育所における子供の感染性胃腸炎を含む感染症対策に対する取り組みは、施設長の下に保育士、看護師、栄養士や調理員等が協力し、保育所全体で行ってください。そのためには、集団発生時の体制や役割を明確に定め、保護者への説明も行います。

健康状態の記録：子供の体調の変化や症状等について、毎日正確に記録します。健康状態の変化を観察し、感染症の早期発見や病状の把握に努めます。近隣の保育所や学校等について同様な感染症の発生状況について情報を共有し、嘱託医、設置者、行政の

担当者等と連携をとって、感染症の発生状況を把握しましょう。

保育所には嘱託医を置くことになっており、嘱託医に対し、日頃から保育所での取り組みについて情報提供、感染症の発生やその対策について情報交換をし、助言を得ることです。特に、感染性胃腸炎発病者が増加した場合等には、即時に情報を共有して早期に対策をとります。感染症発生状況は保護者に伝え、子供の健康管理等について協力を求めるとともに、予防策の周知徹底が重要です。

看護師等の役割と責務：疾病等の発生時に救急的な処置等の対応をとるとともに、子供の健康教育、職員への保健指導、保護者への連絡や助言等を行います。

Q7 保育所内の感染症の蔓延を防ぐためには

A7　子供とその家族、職員も含めた保育所全体、また地域の人々の感染症の情報をも考慮して、以下のようなことに努めます。

感染症、特に感染性胃腸炎予防のために、日々の保育室内外の衛生管理（施設、用具等の消毒、手洗い等）および食中毒予防に努めます。

日々の子供の健康状態を把握し、特に11月から3月の間では、下痢、嘔吐の症状が見られるときにはノロウイルスによる感染性胃腸炎として対応することが必要です。子供が欠席の場合はその理由を確認し、その症状、医療機関の受診の有無と診断名を聞き（個人情報の取り扱いに注意）、感染拡大の予防に努めます。

感染性胃腸炎の発生や疑いがある場合には、全職員に速やかに連絡し、保護者にも協力を求めます。必要に応じ嘱託医、市区町村、保健所等に連絡し、その指示に従い対応します。

感染性胃腸炎の感染症の疑いのある子供は、保健室等の別室で個別に保育し、他児との接触がないよう配慮します。特にふん便の取り扱いには感染防止策を実施します。また、嘔吐した際には嘔吐物および嘔吐物で汚れた衣類等の処理を衛生的に行います。

感染症の発生が保育所内または地域内で認められた場合には、

保護者に予防方法・看護方法について情報提供するとともに助言を行い、発症した園児に対しては受診の勧めと、感染性胃腸炎と診断されたときには登園を控えていただきます。

治癒後の登園の目安は難しいのですが、下痢・嘔吐が治癒してから少なくとも3日間は登園を控えていただくことです。その後の登園に際し、ノロウイルスによる感染性胃腸炎の治癒後3週間程度はふん便に1gあたり1千万個以上のノロウイルスが存在しますので、この点を十分考慮し、手洗いをはじめトイレ、おむつ替え時には感染防止策を完璧に実施するとともに、保護者にもこの点をしっかり説明し、感染の蔓延を防いでください。

Q8 給食、食堂等の管理者ですが、食中毒予防の管理のポイントは？

A8

(1) 従業員には日頃から衛生的な生活を心掛け、生もの、生水の飲食は避け、特に肉、魚介類は十分加熱して食べるように指導します。

(2) ノロウイルスに感染して下痢を起こしても、1～2日で回復する人が多いので、休日についても、家族を含めた健康調査を行います。たとえば土、日の両日休日であれば、土曜日にノロウイルスに感染して下痢、嘔吐しても、月曜日には症状が消失している人もいますので、家族を含めた健康調査を行います。

(3) 従事者専用トイレを設置し、トイレには石けん液、消毒剤を備えた温水対応の手洗い設備を備えてください。

(4) 地域でノロウイルス感染症の兆しが見られた時期から、終息するまで、和え物等のリスクの高い献立を避けましょう。また、非加熱で提供する生野菜等を提供する際には、ビニール手袋を着用して調理してください。

(5) 従事者に健康異常が発生したときには、調理場内全体を次亜塩素酸ナトリウム液（200ppm）、アルコール製剤、微酸性電解水で消毒してください。

> **Q9 旅館の共同浴場や公衆浴場等における感染の予防対策としては、どのようなことを行えばよいか**

A9 嘔吐・下痢等の症状のある利用者については、施設の利用を控えるよう求めるとともに、医療機関での受診を勧めてください。利用者が浴室内で嘔吐・下痢をした場合には、利用している人は直ちに浴室から退出させます。なお、嘔吐物・下痢便に触れた人はシャワーと洗剤でしっかり洗い流し、施設、浴室内の汚物を適切に除去・清掃後、次亜塩素酸ナトリウム（200ppm）で消毒してください。浴槽等の中で嘔吐・下痢をした場合は、換水など適切な衛生措置を講じてください。消毒が完全に行われるまで、施設の利用は断ってください。一般的な感染予防対策として、浴槽等に入る前に、お尻周りを含め体をよく洗うことを利用者に徹底してください。

● 3-2 従業員への教育

> **Q1 飲食店、旅館等の施設ではどのような点に気をつければよいか**

A1 飲食店、旅館、施設、病院等では、施設内にウイルスを入れないことに重点を置いてください。

ノロウイルスは手に付いていることが多いので、ドアの開閉は自動あるいは足で操作できるものに改修するとよいでしょう。外部からのウイルス侵入防止策として、手洗い設備を入口に設置し、利用者に手洗いを励行してもらいます。

また、従業員専用のトイレを設置し、外来者とは区別します。トイレは温水便座式が望ましいです。ただし、排便後、水を流す際には逆流によるトイレ室内の汚染を防ぐために、便座の蓋をしてから穏やかに行ってください。トイレットペーパーでお尻を拭いた後、汚れた手で身を整えると、自身の衣服を汚染するのみならずトイレから外に出るまでに触れたところ（トイレのレバー、蓋、ペーパーホルダー、トイレのドアノブ等）を汚染する可能性があ

3. ノロウイルス感染症・食中毒への日ごろの備え

流行期

ります。これを防ぐには、トイレの個室内に手洗い設備を設置し、手洗い後に衣服を整え、その後トイレの個室から出るように利用法を示しておきます（3-3項参照）。

Q2 旅館、ホテルではノロウイルス感染防止のためにどのようなことを行えばよいか

A2　旅館等において感染を予防するには、従業員のみならず利用客を含めて予防対策を徹底することです。ノロウイルスは手指や食品を介して経口で感染しますので、食事前やトイレ後などには、必ず手を洗うよう呼びかけましょう。また、胃腸炎の症状がある方には、特に手洗いなどの励行をお願いするようにします。胃腸炎症状がある方が利用するトイレは専用とし、入浴も制限して室内浴室あるいは限定した家族風呂を利用し、利用後は次亜塩素酸ナトリウム液（200ppm）あるいは微酸性電解水で消毒してください。

　胃腸炎の方と接する場合には、接する人は固定し、罹患者は施設内をむやみに移動したり利用しないようにし、食事も室内で提供してください。施設利用後は、ノロウイルス不活化効果のあるアルコール製剤で利用したところを消毒してください。

Q3 調理従事者の衛生管理は

A3　まず、ノロウイルスに感染しない体力を維持することです。常に規則正しい生活、充分な睡眠、栄養の整った規則正しい食事、適度な運動、趣味を行い、ストレスの少ない生活であれば免疫力が高まり、ノロウイルスが体内に入ったときに免疫機構が働き、感染を防止できます。ただし、体内に一度に多数のウイルスが入ると免疫力のみでは感染を防止できません。そこで、自身が感染源とならないために、ノロウイルスの予防に重点を置くことです。常日頃から手洗い、うがい、生もの（特にノロウイルス汚染の危険性の高い食品）および生水を摂らないようにします。ノロウイ

ルスによる感染性胃腸炎患者が増加してきた際には、感染症および食中毒発生の警報と捉え、手洗い等の予防対策を徹底して行うとともに、自己および家族の健康管理に十分な注意を払うことです。

Q4 従業員、パート等に対する効果的な教育法、およびシステムがあれば教えてほしい

A4　文部科学省の学校給食調理従事者研修マニュアルがありますので、これを参考にされるとよいです。（http://www.mext.go.jp/a_menu/sports/syokuiku/1321861.htm）

　また、（株）幸書房から丸山　務先生監修で、『ノロウイルス現場対策』という本が出ております。この本にはノロウイルスの基礎から予防法までがわかりやすく書かれており、手洗方法、汚物の処理方法のDVDも付いていますので、参考になります。

　また、（社）日本食品衛生協会からは「ノロウイルスの食中毒と感染症」のDVDが出ています。これを参考にするのもよいでしょう。

　さらに、文部科学省から「手洗いマニュアル」（http://www.mext.go.jp/a_menu/sports/syokuiku/08040316.htm）、「調理場における洗浄・消毒マニュアル Part 1」（http://www.mext.go.jp/a_menu/sports/syokuiku/1266268.htm）および「Part 2」（http://www.mext.go.jp/a_menu/sports/syokuiku/1292023.htm）も出ていますので、文部科学省のホームページからダウンロードし、読むのもよいと思います。

3-3 感染源への対処

Q1 ノロウイルスの汚染源はトイレと聞いたが本当か

A1 ノロウイルスは感染者のふん便および嘔吐物から排出されますが、大部分はふん便からです。従って、トイレが最も汚染されます。

食中毒事件後に拭き取り試験を行ったところ、表 3.1 に示しましたように、トイレの内部およびトイレのドアノブが最も汚染されていました。

トイレのドアノブの汚染は、排便時にノロウイルスを含むふん便が手について、その手でふれた結果と判断されます。

表 3.1　食中毒後の拭き取り検査結果

事例 No.	陽性 / 検査数	検出場所
事例 1	1/11	従業員トイレ
事例 2	1/4	手指拭き取り
事例 3	1/12	トイレドアノブ
事例 4	1/3	トイレ
事例 5	1/3	トイレドアノブ

検査：14 事例、検査数：95

Q2 トイレのどこが汚染されているか

A2 身の周りの環境で最もノロウイルスに汚染されているのは、トイレです。図 3.1 は、手に蛍光色素を塗布して模擬的に排便を行い、その際にどこが汚染されるかを調べた結果です。蛍光を発しているところを丸で囲んで示しましたが、人の手が触れたところと手から水分が落ちたところでした。また、トイレの蓋、レバー、ペーパーホルダー等多くの場所が汚染されています。従って、人が触れるところは入念に消毒することが肝要です。

トイレの消毒は次亜塩素酸ナトリウム（1,000ppm）で湿した白い綿の布で拭きます。また、固形物が存在するときには嘔吐物の

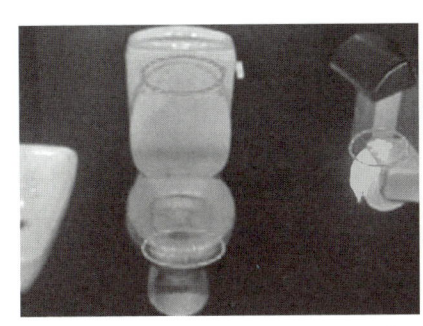

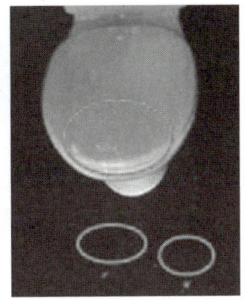

図 3.1 排便時に手が触れた場所と、手からの水分が落ちたところ（丸で囲んだ部分）（文部科学省：洗浄・消毒マニュアル）

処理と同様の方法で行います。

Q3 トイレは、和式と洋式のどちらがノロウイルス予防に優れているか

A3　和式トイレは、下痢便のときには便器の周りに飛び散ります。図 3.2 は長野県北信保健福祉事務所が、実験的に色素を用いて下痢便がどの程度飛び散るかを調べたものですが、これを見ますと、便器の周りのみならず靴やズボン裾、床面にも飛び散ることが予測されます。従って、和式トイレは下痢便のときには好ましくないといえます。一方、洋式トイレでは便器の床にまで飛び散ることがありませんが、排水の後に空気が逆流して、ノロウイルスが室内に蔓延することがありますので、洋式トイレは必ず蓋つきとし、流水の前に蓋を閉じることと、流水の速度は遅くし、その後 5 分間程度はトイレを使わないことが望ましいです。

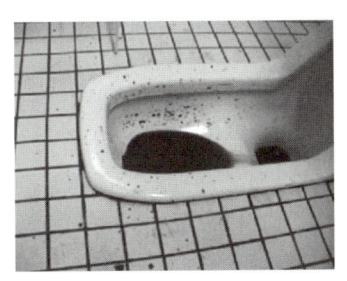

図 3.2　下痢便がどの程度飛ぶかの調査（長野県北信保健福祉事務所）

Q4 汚物処理室、トイレの清掃・消毒はどのようにすればよいか

A4
汚物処理室とトイレ清掃用それぞれについて専用履物、および清掃用具を用意してください。

清掃は、清掃用手袋、マスク、汚物処理用エプロン（不浸透性のもの）を着用して行います。

便や汚物が床に飛散した場合は、「4-1　嘔吐物の処理」の方法と同様に行ってください。

モップは次亜塩素酸ナトリウム（200ppm）を浸して床面を拭いてください。

汚物が飛散した可能性がある場所（壁、汚物処理タンク、蛇口等）は塩素剤 1,000ppm を浸した白い綿の布で拭いてください。10 分後に金属部分は水拭きしてください。

使用したモップの汚れがひどいときには次亜塩素酸ナトリウム（1,000ppm）、汚れがほとんどないときには 200ppm に 20 分間浸し、その後水洗いしてください。

● 3-4　手洗い設備の検討

Q1 手洗い設備はどのようなものがよいか

A1
感染症・食中毒の予防には手洗いが重要です。手洗い設備は入口、食事をするところ、トイレ等は不可欠であり、調理施設では調理室の前室、検収室、下処理室、裁切機や釜の周り、トイレの個室等にも手洗いを設けることです。手洗い設備は給水栓（蛇口）を直接手指で触れることのないよう、肘で操作できるレバー式 または足踏み式、自動式等とし、肘まで洗える大きさの手洗いシンクを設置するとともに（図3.3）、温水対応の流水、石けん液および消毒薬、個人用爪ブラシ（前室等必要なところのみ）、ペーパータオルを常備します。布タオルの使用は避けます。

手洗いシンクの壁には手洗い方法の手順を掲示し（6-2 項図

6.3、図6.4)、シンクの下には手で操作せずに自動あるいは足踏みで蓋を操作できるゴミ箱を置いてください。

　流水は温水対応が望ましく、温水にすることにより汚れが落ちやすく、手荒れが起きにくい利点があります。特にノロウイルスの流行期は冬季であり、冷たい流水での手洗いでは時間が短くなり、不完全となりやすいのです。

　調理施設の前室では、調理従業員5人あたり少なくとも1台のシンクが必要です。調理場に入るときの手洗いに1人あたり2分程度要しますので、15人に1台のシンクでは全員が洗い終わるのに30分程度を要し、後からの人は急ぐために手洗いが不十分となりやすいのです。このため、十分な数のシンクを設置するようにします。

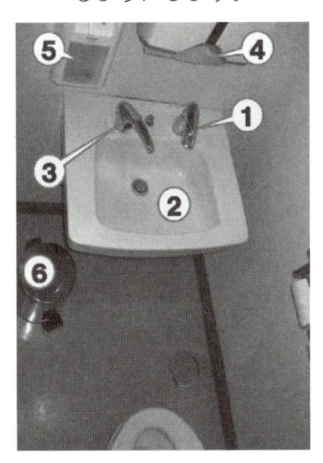

①温水が出る手洗い設備
　直接手指で触れない給水栓
②手洗いシンク
③手洗い用石けん液
④ペーパータオル
⑤消毒剤
⑥ペダル開閉式のフタ付きゴミ箱

図3.3　望ましい手洗い設備（文部科学省手洗いマニュアルより）

Q2　手洗い設備で、温水対応がなぜ必要か

A2　アルコール消毒は、細菌を殺すことができますが、ノロウイルスを殺す力は強くありません。そのため、予防には手に付いたノロウイルスを機械的に洗い流すことが重要です。ノロウイルスの流行は冬季なので、手洗い時に温水対応でないと、氷のような冷たい流水では洗い流す時間が短くなるため手指にウイルスが残

り、食中毒につながるおそれがあります。手洗いが不十分だったことで起きた食中毒事件は、寒い地域で多発しています。また、温水は冷水よりもノロウイルス除去効果が高いので、この点からも有効です。

Q3 固形石けんは好ましくなく、液体石けんがよいと聞いたが本当か

A3 図3.4に示しましたように、固形石けんは割れ目にカビ・細菌等が増殖することがあり、液体せっけんのほうが望ましいです。また、固形石けんをビニールの網に入れているところも見られますが、網の部分にも細菌・カビ等が増殖して付着することがあるので、使わないことです（図3.5）。

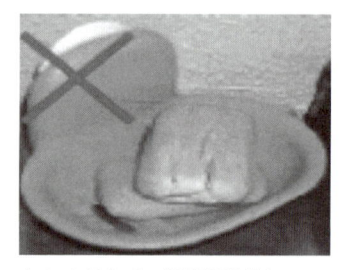

黒いところがカビ、細菌が増殖している。
図 3.4 固形石けん

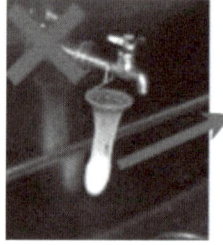

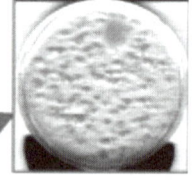

一般生菌数 7.0×10^5
図 3.5 網に入れた固形石けんと細菌数
（独立行政法人日本スポーツ振興センター拭き取り検査結果より）

Q4 学校給食の調理場ですが、調理従事者専用トイレ内に手洗い設備を設けるように言われた。なぜか

A4 現在では、新幹線やデパート、スーパー等でも、トイレに入りますとトイレ内に手洗い設備が設置されています。これは、ノロウイルスをはじめとするふん便から排出される細菌、ウイルスによる感染拡大防止のための設備です。

排便時にふん便とともにウイルスや細菌が排出され、特に下痢便のときには手に付きやすく、ウイルスが付いた手で身じたくを整えると、衣類にウイルスや細菌が付着します。また、手洗いを

しないと多くの場所を汚染し、後からトイレを使用した人がまた感染する危険性があります。従って、個室内には専用の履物、手洗い設備、手洗い用石けん液、ペーパータオル、消毒用アルコールおよび蓋付きのゴミ入れ容器を設けます。排便後はペーパーでお尻を拭いた後、身じたくを整える前に手洗いを行い、それから便器に蓋をして流すようにしてください。そうすれば、周りの人に対する感染防止に有効です（図3.6）。

トイレの個室内に手洗い設備が設置されているのはいいのですが、便器と手洗い設備との距離が遠く、座ったままで手洗いできないところがしばしば見受けられます。設置に際しては、座ったまま手洗いできるよう設計してください（便器の先端と手洗い設備の距離は30cm程度が望ましい）。

また、トイレの前に調理衣の着脱場所を設け、トイレの汚染を調理室に持ち込まないようにしましょう（図3.6）。

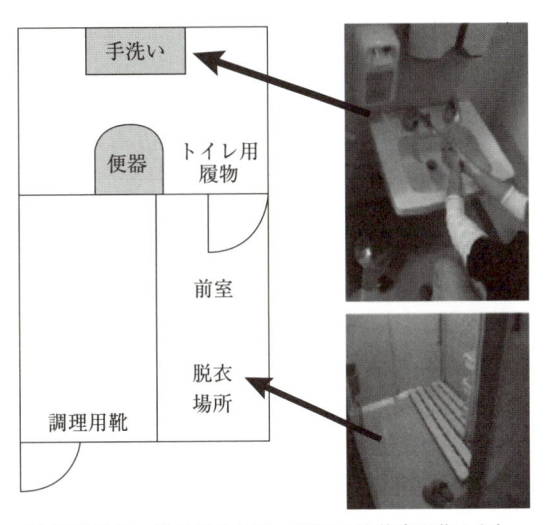

（文部科学省　学校給食施設・設備の改善事例集より）

図3.6　トイレ個室内の手洗い設備と脱衣場所

3. ノロウイルス感染症・食中毒への日ごろの備え

Q5 手洗い場の水道栓の開閉に手で回すものを使用していたら、肘あるいは自動で開閉できるものにしたほうがよいと言われた。なぜか

A5 手で開閉する給水栓について、日本スポーツ振興センターが行った拭き取り試験の成績を示しましたが（図3.7）、開閉する水道栓には細菌が多数付着していることがありますので、肘あるいは自動で開閉できるものに替えてください。改善までの間は、水道栓を予め石けん液で洗った後、手洗いを行い、栓を閉めるときには直接手が触れないように、ペーパータオル等を用いて行ってください。

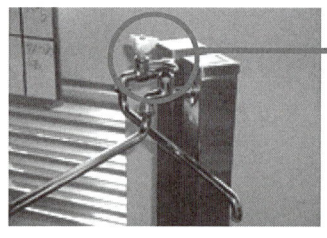

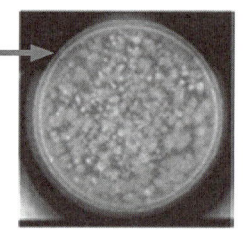

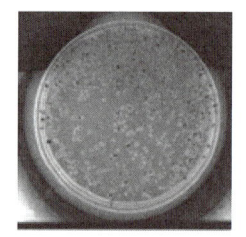

〈悪い例：手回し式の給水栓〉　一般生菌数　10^4 個/100cm^2　大腸菌群　10^3 個/100cm^2
（独立行政法人日本スポーツ振興センター　拭き取り検査結果）

図3.7　手で開閉する給水栓と細菌汚染数

汚染物の処理方法

4. 嘔吐・ふん便や汚染物の対処

● 4-1 嘔吐物の処理

Q1 嘔吐物を覆うのは何がよいか

A1 嘔吐物を覆うのは白い綿の布が望ましいでしょう。新聞紙、ペーパータオル等のパルプ製品は、パルプによって塩素が消費されます。新聞紙、ペーパータオル等のパルプ製品を用いる時には次亜塩素酸ナトリウム（1,000〜5,000ppm）をたっぷりと注いでください。

タイミングとしては、まず一番先に嘔吐物を覆います。なぜならば、嘔吐物は乾燥しますとウイルスが空中に漂い出します。周囲で人が歩くなどして空気が動くと、床に飛び散った嘔吐物からウイルスが舞い上がりますので、できるだけ早く、飛び散った嘔吐物を広い範囲で覆うことが基本です。

Q2 ベッド上で嘔吐したときの対応はどうすればよいか

A2 まずはじめに、同室の人がおられるときには直ちに別の部屋に移っていただきます。それから嘔吐物の付いていると思われるところを含め、広範囲を次亜塩素酸ナトリウム（1,000ppm）で消毒します。

嘔吐物自体は次亜塩素酸ナトリウム（1,000ppm）を湿した白い綿の布等で取り除いてください。嘔吐物が付着したと思われる

ところは、白い綿の布等で覆い、その上から次亜塩素酸ナトリウム（1,000ppm）で消毒し、シーツ、毛布、まくら等はビニール袋に入れます。マットは次亜塩素酸ナトリウム（1,000ppm）をしっかりかけ、ビニールで覆い、そのまま20分以上放置します。その後、塩素臭が消えるまで室外に置きます。その後汚れを拭き取ります。

　患者が着ていたすべての衣類を取り替えます。汚れた衣類はビニール袋に入れ、洗濯してください（4-3項参照）。次亜塩素酸ナトリウムの処置は刺激臭が強いので、窓を開けて行います。衣類の消毒は微酸性電解水による消毒も行えます。ベッドの金属部分は次亜塩素酸ナトリウム（1,000ppm）で消毒した後、腐食を防ぐために水拭きをしてください。

　嘔吐した人は、少なくとも30分間は再度嘔吐することがありますので、しっかり観察を続けてください。

Q3 夜間の処理は、嘔吐物の上に新聞紙を敷く等の対応でよいか。夜間は人がいないので処理まで手が回らない場合、放置でいいか

A3　放置はだめです。嘔吐物は白い綿の布等で覆いその上から、次亜塩素酸ナトリウム（1,000ppm）をしっかり掛け、その上を大きなビニール等で完全に覆います（紙製品等のパルプで作られたものは塩素が消費されますので、次亜塩素酸ナトリウム液1,000～5,000ppmを用い、たっぷり注いでください）。翌日、まき散らさないように、ビニールを含め周りから中央に集めるようにして処理します。その後、再度、次亜塩素酸ナトリウム（1,000ppm）を湿した白い綿の布等で拭いてください。

4-2 ふん便の処理

Q1 ノロウイルス感染者のふん便、嘔吐物からのノロウイルス排出量はどれくらいか

A1　ノロウイルス感染者のふん便には1gあたり1億個以上のウイルスが存在していることが多く、子供、高齢者では100億個以上が認められることもあります。ウイルス排出は10日間程度続き、中には1カ月近く大量のノロウイルス排出が続く人もいます。ノロウイルスに感染したときに起きる嘔吐は強烈で、嘔吐物中のウイルス量は1gあたり100万個以上のことが多いです。排出量が膨大であり、感染に必要な個数は18個と、感染力が極めて強いことから、大きな感染症および食中毒を容易に引き起こすことができます。

Q2 ふん便および嘔吐物の消毒方法を教えてほしい

A2　ノロウイルス消毒には多くの薬剤が市販されていますが、基本的なことを解説します。

　基本となる消毒剤は、次亜塩素酸ナトリウムです。患者のふん便および嘔吐物の消毒には、現在のところ次亜塩素酸ナトリウムが最も推奨されています。ふん便・嘔吐物の消毒には塩素濃度1,000ppm（0.1%）の次亜塩素酸ナトリウム液を用います。次亜塩素酸ナトリウムは刺激臭が強いので、使用時には窓等を開けて換気をしてください。また、皮膚や目に触れないよう注意するとともに、酸素系漂白剤の同時使用は避けてください。

　次亜塩素酸ナトリウムは有機物が多いと、塩素が消費され消毒効果がなくなりますので、有機物で高度に汚染したものには高濃度のもの（5,000ppm以上）を用いてください。

　また、ふん便・嘔吐物の中までは次亜塩素酸ナトリウム液が入り込まないので、下痢便・嘔吐物で水分が多いときにはより高い濃度の次亜塩素酸ナトリウム（例えば5,000ppm）を用います。

また、汚物の塊の下の部分は完全には消毒されていないので、拭き取った後にもう一度、次亜塩素酸ナトリウム（1,000ppm）でその場所を拭いてください。

　なお、次亜塩素酸ナトリウム1,000ppmあるいは200ppm濃度液を作り置きするときには、必ず遮光した容器に入れ、冷暗所に保存してください。冷暗所がないときには、容器を段ボール箱等に入れて光を遮り、涼しいところで保存すれば、3カ月程度は保存できます。

　用意する物：嘔吐物およびトイレ内等に飛び散ったふん便の処理に際しては、帽子、エプロン、手袋2組、ナイロン製のシューズカバー、マスク、次亜塩素酸ナトリウム液、ペットボトル、嘔吐物に覆うための白い綿の布、又はペーパータオルや新聞紙（紙製品は塩素が消費されますので、次亜塩素酸ナトリウム液1,000～5,000ppmを用い、たっぷり注いでください）、回収用の袋2枚、ビニール袋が必要であり、予め備えておきます。汚物の処理キット（図4.1）を購入しておけば、次亜塩素酸ナトリウム（市販の塩素系

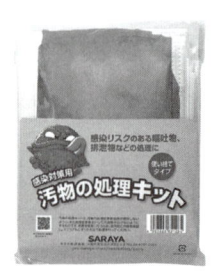

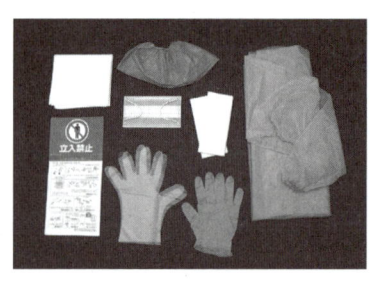

図4.1　汚物の処理キット

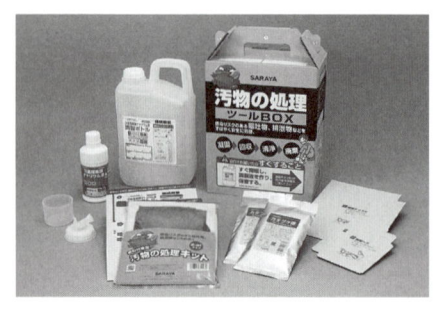

図4.2　「汚物の処理ツールBOX」市販品（サラヤ（株）提供）

漂白剤）、ペットボトル、ビニール袋、足りない場合はペーパータオルまたは新聞紙を用意するだけで、他のものは全て揃っていますが、白い綿の布は含まれていませんので別途用意しておくとよいでしょう。なお、このキットには処理方法が記載されています（図 4.1）。また、必要備品が一式揃った「汚物の処理ツールBOX」も市販されています（図 4.2）。

　汚物の処理の準備：はじめに窓を開け、空中に浮遊しているウイルスを外に出します。帽子、マスク、エプロン、靴カバーを着用します。手袋は 2 枚重ねて着用します（図 4.3「準備」）。次い

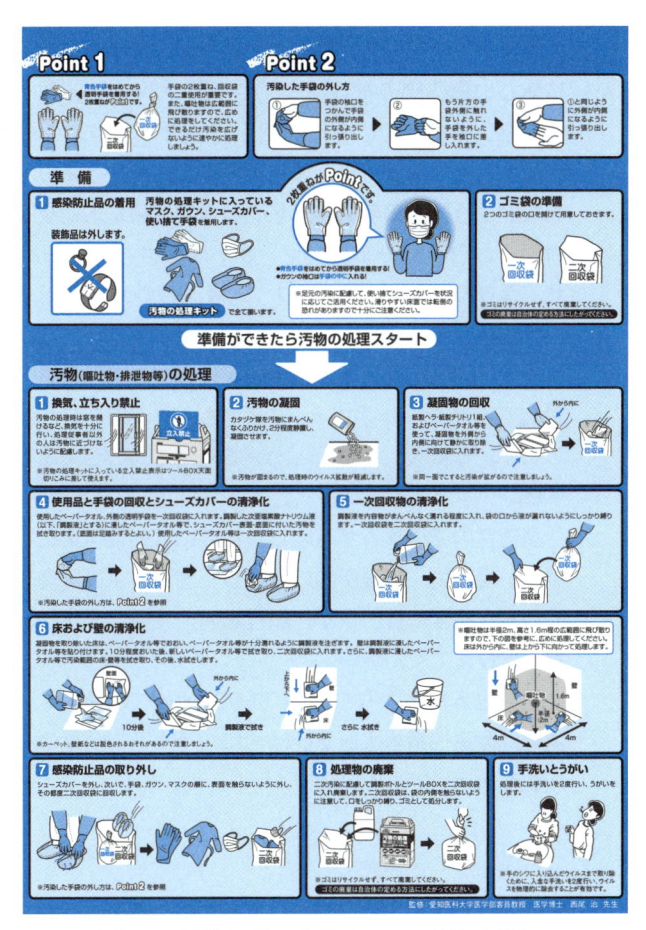

図 4.3　汚物処理の手順（サラヤ（株）提供）

でペットボトルに次亜塩素酸ナトリウム液（1,000ppm）を作り、よく攪拌します。市販の塩素系漂白液には次亜塩素酸ナトリウムが5～6%含まれており、50倍希釈するとおよそ1,000ppmとなります。ペットボトルにウイルスが付着しないようにビニール袋をかぶせます。

汚物の処理：次亜塩素酸ナトリウム液は刺激臭があるので、窓は開けます。次に、白い綿の布等で嘔吐物の上を広い範囲で覆い（嘔吐物は半径2mに飛び散ることがある）、その上から次亜塩素酸ナトリウム液（1,000ppm）をしっかりかけます。そのまま10分間おいた後、覆った布等を外側から中央部に集め、一次回収袋に入れます。シューズカバーに付いたノロウイルスを消毒するために新しい白い綿の布等に次亜塩素酸ナトリウム液（1,000ppm）を注ぎ、その上で、4～5回足踏みをします。さらに、次亜塩素酸ナトリウム液で床全体を拭きます。手や手袋の汚染部分に触れないよう外側の手袋を外し、一次回収袋に入れます。シューズカバー、白い綿の布、ペットボトルのカバーを一次回収袋に入れ、残りの次亜塩素酸ナトリウム液（1,000ppm）を一次回収袋の中身全体が浸るように入れ、口をしっかり結び、二次回収袋に入れます。内側にはめていた手袋を外し、二次回収袋へ入れます。次いで、帽子、エプロン、マスクも入れ、口をしっかり結び廃棄します。作業後、手洗いとうがいをします（図4.3「汚物の処理」参照）。

　調理室内で従事者が嘔吐したときには調理作業を中止し、窓を開け、嘔吐物、調理所内の嘔吐した場所および器具を含め広範囲の消毒を完全に行います。調理場内の食品は廃棄し、当日の料理提供は控えてください。

　次亜塩素酸ナトリウム液（1,000ppm）で消毒後、室内全体の消毒は微酸性電解水あるいはノロウイルスに効果のあるアルコール製剤を用いてもよいです。

Q3 汚物が床に落ちたときには、どのように処理したらよいか

A3 　汚物が床に落ちたときは、「4-1　嘔吐物の処理」の方法と同様に行ってください。
　便座を汚した場合は、次亜塩素酸ナトリウム（1,000ppm）で拭き、使用した白い綿の布はビニール袋に入れ、廃棄してください。

● 4-3　リネン類の処理（おむつ含む）

Q1 リネン類の消毒はどのようにすればよいか

A1 　シーツ、タオルケットなどの汚染リネン類は、先に下洗いした後、次亜塩素酸ナトリウム（200ppm）に1時間浸漬させるか熱湯水処理（85～90℃以上、90秒以上）後に洗濯することが望ましいです。または微酸性電解水で、洗い流してください。

Q2 汚れた衣類やタオルの洗濯はどのように行えばよいか

A2 　汚れた衣類の処理には使い捨てのビニール手袋、マスク、エプロンを着用し、まずはビニール袋等の漏れない袋に入れます。
　汚れが多いときには、予め汚れを除いて、その際に用いたバケツおよび汚れた洗濯水は次亜塩素酸ナトリウムが1,000ppmになるように家庭用塩素系漂白剤を入れ、消毒してください。汚れを取った衣類は熱水洗濯（80℃、10分間）を行います。次に、60℃で10分間の本洗いを2回、すすぎを4回（各3分）行います。乾燥機はより消毒効果が高まりますが、乾燥機を使用する場合は排気口を室外に出し、空気が室内に入り込まないようにしましょう。
　熱水洗濯ができない場合には、60℃の温湯中10分間の本洗

いを2回、すすぎを4回行います。熱水およびすすぎの水の代わりに微酸性電解水で洗い流してもいいです。最後にアイロンをかけるとなおよいです。

Q3 おむつ交換時の消毒方法は

A3　感染防止のため、使い捨てのお尻拭きを使用するとよいでしょう（市販の大人用お尻拭き）。

交換前に廃棄物用容器（ビニール袋）と汚染物付着衣類用容器を用意しておきます（容器類の蓋の開閉は、なるべく足踏み式のものとする）。手袋、汚物処理エプロン（不浸透性のもの）を着用してください。

作業の手順はまず手袋を着用し、ズボンを下ろし、おむつを開きます。お尻はお尻拭きで拭き、使用したお尻拭きは廃棄物用ビニール袋に入れ、廃棄します。アルコール製剤で手指を消毒します。ここで新しい手袋を着用し、新しいおむつを敷き、古いおむつと交換し、古いおむつは廃棄物用ビニール袋に素早く入れます。

衣類に便・尿の付着（失禁等）があれば衣類を脱がせ、汚染物付着衣類用のビニール袋に入れます。手袋を裏返しにしながらはずし、その手袋は廃棄物用ビニール袋に入れます（手袋を脱いだ後は感染防止のため、表面には触れない）。ビニール袋の口をしばり、その後ズボンをはかせます。

廃棄物は、室外に置いてある蓋付きの廃棄物用容器に保管します。ふん便の付着した衣類もビニール袋ごと汚染物衣類用容器に入れます。

交換終了後、手洗いとうがいを行います。手洗いは液体石けんを用いてウイルスを洗い流し、ペーパータオルで水気を完全に拭き取り、その後消毒用アルコールで消毒します。

Q4 クリーニング店がノロウイルスの感染源とならないための対応策はどうすればよいか

A4

ノロウイルス流行時に衣類を受け取るときには、嘔吐物・下痢便で汚れていないことを確認してください（できれば流行期以外も確認してください）。

利用者には、嘔吐物等で汚れた衣類は家庭で次亜塩素酸ナトリウム（1,000ppm）に10分以上浸けるか、煮沸消毒あるいは熱水洗濯を行った後に、クリーニング店に持ち込んでくださいとお願いするのがよいでしょう。

止むを得ず嘔吐物やふん便の汚れがあると伝えられた洗濯物を受け取る場合には、他の洗濯物と分けて、洗濯するまでの間二重のビニール袋に入れておきます。ノロウイルスは乾燥すると容易に空中に漂い、これが口に入って感染することがありますので、使い捨てのマスクを着用するなど、洗濯物の受け取りや洗濯の際は注意してください。熱水あるいは次亜塩素酸ナトリウム（1,000ppm）を使用すると色落ちや風合いが変わるような衣類については、事前に利用者に説明の上、了解を得る必要があります。

ノロウイルスの流行時に、「嘔吐物が付着している衣類はクリーニング店にそのまま持ち込まないでください」という表示を示しているところもありました。利用者は、予め消毒を行ってから店に持ち込むのがエチケットです。

● 4-4 感染者等の使った食器の処理

Q1 食事中に嘔吐が起きた場合、使用していた食器の取り扱いは？

A1

嘔吐した人の使用していた食器は他の人が使用したものと区別し、ビニール袋に入れ、調理場以外の処理できる部屋に運び（調理室から離れているところがよい。学校では保健室）、そこで嘔吐物が付着したものは、次亜塩素酸ナトリウム（1,000ppm）に10分

間浸け置きし、その後流水で洗ってください。嘔吐物が付着していないときには次亜塩素酸ナトリウム（200ppm）に5〜10分間浸け置き、流水で洗います。または、熱湯消毒あるいは微酸性電解水の流水で洗うとよいです。その後、調理場に持っていきます。

Q2　食器等の消毒はどのようにすればよいか

A2　患者が使用した食器等は次亜塩素酸ナトリウム（200ppm）液に浸し、その後水洗します。調理器具、ふきん等の、加熱できるものは熱湯消毒（85℃、1分間以上）、または微酸性電解水で洗い流すとよいです。

● 4-5　汚染されたカーペット類の処理

Q1　次亜塩素酸ナトリウム溶液は、カーペット等のように色落ちするものに用いることができない。ほかの消毒方法はないか

A1　酸素系漂白剤もノロウイルスの消毒に使用できます。この消毒剤は塩素系薬剤に比べ殺菌力が弱いので、嘔吐物が付着したところに直接かけます。酸素系漂白剤の泡の発生が終わったら、よく拭き取り、その後再度酸素系漂白剤をかけます。心配なときにはもう一度同じ操作を行ってください。スチームアイロンも使えます。スチームアイロンを使うときには、カーペットについた嘔吐物は次亜塩素酸ナトリウム（1,000ppm）に湿らせたペーパータオルを用いて取り除いた後、カーペットの上に湿らせた布を置き、その上からスチームアイロンをかけます。スチームアイロンは思っているほど温度が内部まで上がりませんので、機器により異なりますが少なくとも3分以上はかける必要があります（嘔吐物のないところで85℃に達するまでの時間を確認して用いるとよい）。なお、厚いカーペットはスチームアイロンで十分な温度まで上昇

しないときには消毒できません。アルコール製剤は嘔吐物には使えません。

4-6 嘔吐などのあった部屋の処理

Q1 部屋の消毒はどのようにすればよいか

A1 窓を開け、浮遊しているウイルスを屋外に出します。手がよく触れるドアノブ、ベッド周り、机、床、電気のスイッチ等は次亜塩素酸ナトリウム（200ppm）で湿した白い綿の布等で必ず拭きます。噴霧は行わないでください。次亜塩素酸ナトリウムによる消毒箇所に金属がある場合は、消毒後10分程経過してから金属腐食を防止するために水拭きを行ってください。微酸性電解水で拭いてもよいです。また、ノロウイルス不活化アルコール製剤も用いることができます。

4-7 感染性廃棄物の処理

Q1 消毒後に使用した雑巾の消毒は

A1 嘔吐物の処理に用いた雑巾は、汚れが多いときには予洗いをし、用いたバケツ、洗い液は最終次亜塩素酸ナトリウム1,000ppmを加えて消毒してください。雑巾は次亜塩素酸ナトリウム（1,000ppm）液に10分間浸けるか、あるいは煮沸消毒（85〜90℃、90秒以上）をしてください。汚れが多いときには廃棄処分も検討してください。

4. 嘔吐・ふん便や汚染物の対処

Q2 学校内で廃棄物室はどこに設置するのがよいか。また、どのような注意が必要か

A2 廃棄物室は、各教室、ランチルームから最も遠い校舎内の一角で、限定されたドア付きとします。廃棄物は鍵付きの専用室に蓋付き容器で保管し、搬出まで安全に管理することが望ましいです。廃棄物室に至る経路、特にドアノブの消毒を徹底してください。

廃棄物室の管理者を決めて、部屋および鍵の管理を行ってください。

■消毒方法■

5. ノロウイルスの消毒についての知識

● 5-1 ノロウイルスの抵抗性の知識と消毒薬

Q1 塩素のノロウイルスへの消毒効果はあるのか

A1 ノロウイルスは塩素にも強く、短時間でノロウイルスを殺すには、有機物の少ないときは100～200ppm、嘔吐物・ふん便では有機物が多いので1,000ppm、ときには5,000ppmが必要となります。

Q2 酸・アルカリに対する抵抗性はどの程度か

A2 ネコカリシウイルス*は酸に強く、pH3の溶液に30分間浸漬しても失活しません。pH2以下、pH10以上で不活化します。ヒトの胃は、何も食べず空腹のときにはpH2ですが、食事をするとpH3以上になり、ノロウイルスは不活性化されず容易に腸に達し、感染が成立します。

　アルカリおよび酸性で不活化されるので、アルコール製剤にアルカリあるいは酸を加えたものが、ノロウイルスに不活化効果のあるアルコール製剤として用いられています。

*ヒトのノロウイルスは培養系がないため、抵抗性等の検査ができません。そのため、形態がノロウイルスに類似しているネコカリシウイルス(イヌカリシウイルス、マウスノロウイルス)を用いた実験結果に基づき、その数値をノロウイルスの抵抗性等の性状として暫定的に用いています。

5. ノロウイルスの消毒についての知識

Q3 次亜塩素酸ナトリウム液1,000ppm（0.1％）の作り方を教えてほしい

A3 市販の塩素系漂白剤には次亜塩素酸ナトリウムが5～6％含まれています。それを50倍希釈すると1,000ppmとなります。500mlのペットボトルの蓋には5ml入りますので、それに2杯分の市販の塩素系漂白剤を加えれば約1,000ppmとなります。200ppmを作るには1,000ppmを5倍希釈します。例えば、1,000ppmの次亜塩素酸ナトリウム液100mlに水道水400mlを加えれば次亜塩素酸ナトリウム溶液200ppmとなります。

Q4 消毒液の管理、使用上の注意点を教えてほしい

A4 消毒液は感染症予防に効果がありますが、使用方法を誤ると有害になることもあります。消毒液の種類に合わせて、用途や希釈等正しい使用方法を守ります。

消毒液は一般的に直射日光、高温を避け、冷暗所で子どもの手の届かないところに保管してください。

また、消毒液は一定期間（3ヵ月）毎に作りかえをしましょう。いざという時に希釈を間違えたりすることがあるので、予め作っておくとよいでしょう。

塩素消毒を行うときは子供を速やかに別室に移動させ、消毒を行う者はマスク、手袋、シューズカバーを使用してください。塩素系消毒剤と酸素系消毒剤は混ぜないでください。また、アルコール系の消毒薬の使用時には火気に注意してください。

Q5 次亜塩素酸ナトリウム消毒の失敗例を教えてほしい

A5 **ケース1**：次亜塩素酸ナトリウム溶液の濃度を間違えてしまい、感染してしまった事例

嘔吐物を処理する際にあわてたので、塩素系漂白剤を希釈して

次亜塩素酸ナトリウム 1,000ppm 溶液を作るところを間違えて 200ppm 液を作り嘔吐物を処理したため、完全に消毒できず、後で嘔吐した場所で食事した人が感染しました。

　嘔吐物の処理の際にはあわてますので、塩素系漂白剤を希釈する容器にはその容器の容量に対して「次亜塩素酸ナトリウム 1,000ppm 液にするには市販の塩素系漂白剤を○○ ml 加える」と書いておきましょう。あるいは予め調整して、遮光できる容器に入れ冷暗所に保存しておきましょう。

　ケース 2：次亜塩素酸ナトリウム溶液の消毒効果が薄れてしまったために感染した事例

　保育園で園児が嘔吐し、嘔吐物を処理する際に次亜塩素酸ナトリウム 1,000ppm 溶液をバケツに作って嘔吐物を雑巾で拭き、拭いた雑巾を次亜塩素酸ナトリウム 1,000ppm 溶液の入ったバケツでもみ洗いをし、再び嘔吐物をその雑巾で拭き取りました。その後、嘔吐した場所で園児が遊び、その場所で遊んだ園児が翌日からノロウイルスによる感染性胃腸炎に罹りました。

　次亜塩素酸ナトリウムは、有機物により消毒効力が著しく低下あるいは消失します。嘔吐物をバケツの中に入れましたので、嘔吐物の有機物により消毒効力がなくなり、後から拭いたところは消毒できなかったことによります。

　ケース 3：シンクに入れた次亜塩素酸ナトリウムをしっかり攪拌しなかったために、完全に消毒できなかった事例

　大量調理場で、野菜を次亜塩素酸ナトリウム 200ppm 濃度液で消毒するためにシンクに水道水 400 ℓ を入れ、そこに塩素系漂白剤を 160ml 入れ、200ppm 溶液を作りました。二度水道水で洗ったほうれん草を次亜塩素酸ナトリウム液の入ったシンクに入れ 10 分間消毒したのち、野菜の細菌検査を行ったところ、少数ながら細菌が認められ、消毒は完全ではありませんでした。

　その原因として考えられるのは、よく攪拌しなかったために、均一な次亜塩素酸ナトリウム液濃度にならなかったということです。次亜塩素酸ナトリウムを入れたところは 600ppm ありましたが、四角いシンクの角の部分では十分な濃度ではありませんでした。そのため、野菜の一部が消毒できなかったものと判断され

ました。次亜塩素酸ナトリウムの使用にあたっては、よく攪拌して均一な次亜塩素酸ナトリウム液濃度にすることがキーポイントとなります。

ケース4：次亜塩素酸ナトリウムの保管状態が悪く、消毒効果がなくなってしまった事例

調理施設で、まな板を消毒するために、次亜塩素酸ナトリウム溶液を透明なペットボトルに入れ直射日光のあたる窓のところに置いておきました。その後、まな板をその次亜塩素酸ナトリウムで消毒しましたが、細菌検査でまな板から大量の細菌が検出されました。これは、有効塩素が直射日光により破壊されて、消毒効果がなくなったため、細菌を殺すことができなかったことによります。次亜塩素酸ナトリウムは使用時に希釈するのがよいのですが、それができないときには、作製した次亜塩素酸ナトリウム（1,000ppm あるいは 200ppm）は遮光できる容器に入れ、調製した日を記入して涼しいところで保管し、3カ月毎に作り直すとよいです。

Q6 保育園のノロウイルス対策で、除菌剤の使用はどう考えたらよいか

A6 ノロウイルスは強酸、強アルカリに弱いという性状を持っていますので、アルコールにアルカリあるいは酸を添加したもの、ウイルス不活化効果のある薬剤を添加したものがノロウイルスに効果のあるアルコール製剤として市販されています。アルコール製剤のウイルス不活化効果、使用方法等は製造会社に問い合わせてください。なお、アルコール製剤のスプレーはウイルスを浮遊させることと、全面を消毒できないので、必ずペーパータオル等に十分に湿らせてから拭いてください。なお、この種の製剤はアルコールが蒸発しますと効力が著しく低下しますので、素早く消毒を行ってください。

● 5-1 ノロウイルスの抵抗性の知識と消毒薬

Q7 アルコールにノロウイルスへの消毒効果はあるのか？

A7 70％アルコール（消毒用アルコール）にも強いため、拭き取る、あるいは噴霧では効果が小さいです。しかし、アルコールは全く効果がないわけではなく、多少の効果はあります。通常のアルコールの消毒でノロウイルスを約1/10以下に減少できます。しかし、消毒用アルコールは、ノロウイルスの感染力を短時間で完全に不活性化することができません。ノロウイルスは感染力が強く、少量でも生き残っておれば感染しますので、「アルコール消毒で安全」とは言えません。

Q8 アルコールに化学物質等が添加されたノロウイルス除菌剤が市販されているが、それらは本当に不活化効果があるのか

A8 ノロウイルスに効果のあるアルコール系除菌剤は市販されています。アルコールには、ノロウイルスを不活化する効力がある程度あります。また、アルコールにノロウイルス不活化作用を有する薬剤を添加すると、相乗効果でノロウイルスに対する除菌効果が強くなるものがあります。例えば、ノロウイルスは酸性（pH3以下）、アルカリ性（pH10以上）では速やかに不活化されます。また、植物物質あるいは金属物質にも抗菌作用があるものがあります。これらの特性を利用して、アルコールに酸性物質、アルカリ性物質、植物あるいは金属物質を添加したものがノロウイルスに不活作用がある製剤として市販されています（以下、アルコール製剤とする）。アルコール製剤は、アルコールが蒸発すると効果が極めて弱くなります。また、使用に際しては火気に注意してください。

アルコール製剤を使用するにあたっては、製造会社あるいは販売会社にマウスノロウイルス、ネコカリシウイルス、イヌカリシウイルス等を用いた組織培養法による不活化試験で効果を有するデータの提出を求め、確認してから用いてください。

消毒方法

例えば、「ジョキスト」と「アルペットNV」（サラヤ（株））は、ネコカリシウイルスを用いた試験で30秒以内にネコカリシウイルスの99.9％以上を不活化できることが確認されています。このような、しっかりした情報のあるアルコール製剤を用いるとよいでしょう。

なお、「ジョキスト」はエタノール濃度54％で、環境用の清浄・除菌剤として使用できます。本除菌剤はアルコール、アルカリ剤、陽イオン系界面活性剤の組み合わせによる相乗作用で除菌効果を高めています。

「アルペットNV」はエタノール濃度50％で、食品添加物認可のアルコール製剤にpHを弱酸性に調整することで、除菌効果を高めています。この除菌剤は、調理器具等に用いることができます。

ノロウイルスに不活化効果のある多くのアルコール製剤が他社から市販されていますが、不活化効果試験が行われ、不活化効果が実験的に示されている製剤を使用してください。

なお、アルコール製剤は噴霧だと均一に塗布できず、噴霧の際にウイルスが舞い上がることがありますので、噴霧は行わないでください。ペーパータオル等に十分に湿らせて、拭いてください。アルコール製剤は、アルコールが蒸発すると除菌効果が低下しますので、ペーパーに湿したら素早く拭きます。また、使用後は直ちに蓋をしてください。なお、蓋を閉め忘れた製剤はアルコールが蒸発していますので、使用しないでください。

Q9　ノロウイルス不活化効果のある除菌剤はほかに何かあるか

A9　中程度の除菌効果のあるものとして、1.25％炭酸ナトリウム、2.5％過炭酸ナトリウム、5,000ppmジクロロイソシアヌル酸ナトリウム等が報告されています。（http://www.mhlw.go.jp/topics/syokuchu/kanren/yobou/pdf/houkokusyo_110613_03.pdf）

● 5-1 ノロウイルスの抵抗性の知識と消毒薬

Q10 微酸性電解水がノロウイルス除去に効果があると聞いたが

A10　微酸性電解水は、塩酸または塩酸に塩化ナトリウム水溶液を加えた水溶液を電気分解して得られたものです。

微酸性電解水はpH 5.0～6.5、有効塩素濃度が10～80ppm程度で、ネコカリシウイルスを30秒以内に99.9%以上不活化します。

微酸性電解水は塩素の刺激臭も極めて少なく、手についても荒れることはほとんどありません。この微酸性電解水は食品の添加物として認められていますので、食材（野菜、果物等）の殺菌、食器、調理器具等の除菌に用いることができます。ただし、塩素濃度が低いために、有機物により塩素が直ちに消費されますので、常に流水（オーバーフロー）として使うことが必要です。ため水として使用しますと汚れにより塩素が消失し、殺菌力がなくなり、ノロウイルスは不活化できません。

微酸性電解水は金属腐食性が低いので、金属部分にも使用できます。微酸性電解水の生成機器は小型で安価なものが市販されており、連続して微酸性電解水が生成されるので、野菜・果物、食品の殺菌、調理器具等のすすぎにはオーバーフローで、常に除菌力を持った新しい微酸性電解水を利用することができます。ただし、微酸性電解水は汚れたものでは殺菌力が著しく低下しますので、汚れを落としてから使用してください。

なお、微酸性電解水はノロウイルスをはじめ幅広いウイルス、細菌等の微生物に対して殺菌効果を有します。最近では空港や病院、介護施設などの設備および器具の除菌、さらに食品製造業会社では食品添加物としても認められているので、調理施設等では食材（野菜、果物等生食する食材）の殺菌、食器、調理器具等の除菌に広く利用されています。

なお微酸性電解水の小型の生成機器「ピュアスター」は森永乳業（株）が製造し、サラヤ（株）等から販売されています。

消毒方法

51

5-2 熱消毒

Q1 加熱に対する抵抗性は？

A1 ノロウイルスの不活化は加熱が最も確実です。厚生労働省はノロウイルスの不活化温度を 85〜90℃、90 秒間以上としています。一般的に 60℃ 30 分の加熱処理に安定で、ノロウイルスの不活化には 85〜90℃で 90 秒間以上、75℃では 5 分間以上の加熱が必要と考えられています。

ヒトのノロウイルスについて温度抵抗性を調べることができるようになれば、不活化の温度条件も異なることが予想され、現在の不活化の温度条件は暫定的なものです。

現在の不活化温度条件でノロウイルスによる食中毒事件は起きていないようですので、上記の温度条件でノロウイルスは殺滅されていると思われます。

Q2 ノロウイルスを不活性化するには？

A2 ノロウイルス食中毒の予防に最も効果的な手段は、ノロウイルスをやっつける（不活化する）ことです。食品は中心部まで 85〜90℃、90 秒間以上加熱を行い、ノロウイルスを不活化します。この加熱を確実に行えば、ノロウイルスに汚染されていた食品を食べても食中毒になりません。調理の際には中心温度を測り、確実に加熱されていることを確認してください。

二枚貝も加熱することで安心して食べられます。二枚貝の表面や排出された液にもノロウイルスが付着している可能性がありますので、それらもノロウイルスに汚染されているものとして扱ってください。

二枚貝の調理は最後に行い、使用したシンク、調理器具等は次亜塩素酸ナトリウム液（200ppm）で消毒を行ってください。なお、調理後は手洗いとうがいを忘れずに実施します。

Q3 ノロウイルス対策の加熱温度について、85℃・1分以上だと著しくクオリティーダウンするので現場で困っている。食材の中心温度を85℃まで上げない殺菌条件にはどのような温度管理を行えばよいか

A3 ノロウイルスを不活化する加熱条件は、85〜90℃、90秒間以上としています。

基本的にノロウイルスの不活化には、温度と時間が関係します。温度が高ければ、時間は短くなります。

85℃、1分間というのは沸騰に近い温度に食品を入れ、食品の中心温度が85℃に達してから1分間の時間です。通常、この時間から判断しますと、80℃では5分、75℃では10分間以上の加熱でノロウイルスは不活化されると考えてよいようです。実際に、大量調理では75℃に達してから10分間の加熱で行っている施設があります。今までにこのような加熱条件で、ノロウイルスによる食中毒は起きていないようです。

5-3 環境消毒、その他

Q1 保育園で、玩具等はどのように消毒したらよいか

A1 洗える玩具等は定期的に流水でよく洗い、その後、日光消毒しましょう。洗えないものは汚れをよく拭き取り、次亜塩素酸ナトリウム（200ppm）を湿した白い綿の布で拭き、10分後に水拭きをしたのち、日光消毒します。加熱できるものは熱湯を掛けるか、煮沸消毒をしてください。微酸性電解水で拭いてもよいです。

5. ノロウイルスの消毒についての知識

Q2 調理台・調理用具の消毒はどのように行えばよいか

A2 調理台・調理器具は洗剤で洗ったあと、200ppm の次亜塩素酸ナトリウム溶液に浸し、その後水洗いし、乾燥させます。または、微酸性電解水で洗い流すとよいです。調理器具、食器、ふきん等の加熱できるものは熱湯消毒あるいは煮沸し、その後乾燥させます。

■感染経路■

6. ノロウイルス感染経路とその遮断

● 6-1 ノロウイルスの感染経路の予備知識

Q1　ノロウイルスは感染力が強いと聞いたが、どれくらいの個数で感染するのか

A1　ノロウイルスは感染力が強く、正確にはわかりませんが、一般的にはノロウイルス（ウイルスは粒子数として表します）10～100個で感染・発病するとされています。アメリカ疾病対策センター（CDC）は18個としており、感染力が非常に強いのが特徴です。なお、インフルエンザウイルスは3,000個となっています。この感染力の強さはすべてのノロウイルス遺伝子型に共通するものではなく、遺伝子型によっては感染しても発病する割合が低いものも存在しています。

Q2　ノロウイルスはいつ、食品衛生法の病因物質に加えられたのか

A2　1990年頃にノロウイルスの遺伝子配列が決定され、RT-PCR法が行えるようになり、機器を用いて、ノロウイルスの特定部分の遺伝子を100万倍程度に増幅でき、ノロウイルス遺伝子の検出ができるようになりました。このRT-PCR法を用いた検査により、カキによる食中毒事件でノロウイルスが多くの事件で関与している実態が明らかとなりました。そこで、厚生省（現在厚生労働省）は1997年に食品衛生法の一部を改正して、食中毒の病因物質に「小型球形ウイルス」（現在のノロウイルス）と「その他

のウイルス」を加えました。この後から、食中毒事件に際して、原因ウイルスの検索も行われることになりました。1997年以前は食中毒事件に際してウイルスの検査は求められていなかったので、病因物質の究明はほとんど行われていませんでした。

Q3 どのような衛生管理不足でノロウイルス食中毒が起きているか

A3　衛生管理については、手洗い設備の整備不足、調理従事者に下痢症状がありノロウイルス感染が判明していたにも関わらず調理業務に携わったり、調理施設等の消毒を行わなかったために食中毒が発生した例があります。

①ノロウイルス感染者の手洗い不足により、手指を介して調理器具や生食する食品、加熱後の食品を汚染します。管理者は温水対応で、液体石けん、消毒液を備え、肘まで洗える手洗いシンクを設置してください。手洗い設備は、従業員5人あたり1台は設置してください。

②調理従事者が下痢症状を発症していたにも関わらず、ノロウイルス感染症を疑わずに一過性のものとして判断し、調理を行ったため食中毒が起きた例もあります。ノロウイルス流行の兆しが見られたときから終息までの間に、調理従事者に感染性胃腸炎の症状が見られたときには受診し、ノロウイルスの検便検査を受けて、検査結果が出るまで調理業務をさせないことです。

③調理従事者のノロウイルス感染判明後も、調理施設等の消毒を行わずに調理を行ったため、発生した例があります。ノロウイルス感染者の手にはしばしば大量のノロウイルスが付着し、その手で調理施設の多くの場所に触れた場合には、その場所がノロウイルスに汚染され、食中毒を起こす危険性があります。従って、調理従事者にノロウイルス感染者が見られたときには、調理施設、休憩室、食堂などの調理従事者の手が触れる場所について、徹底的に次亜塩素酸ナトリウム（200ppm）、アルコール製剤、微酸性電解水等による消毒を

実施してください。

Q4 食品取扱者による食中毒の原因食品にはどのようなものがあるか

A4　ノロウイルス感染は、ノロウイルスに汚染された手指を介して食品あるいは調理器具が汚染されることにより起きるものです。ノロウイルス食中毒の原因食品の一例を図 6.1 に示します。非加熱食品で、人が素手で触れる可能性の高い食品としては刺身、寿司、漬物、野菜サラダ、キャベツ等の付け合わせ野菜、サンドイッチ等があります。さらに、加熱後素手で触るものには、ポテトサラダ、ノリ巻きの餅、おはぎ、和え物等です。うどん、ラーメンの麺とスープは加熱されていますので、感染力のあるノロウイルスは存在しません。しかし、トッピングとしてネギ、メンマ、おかか等を素手で触れたことにより、ノロウイルス感染が起きています。

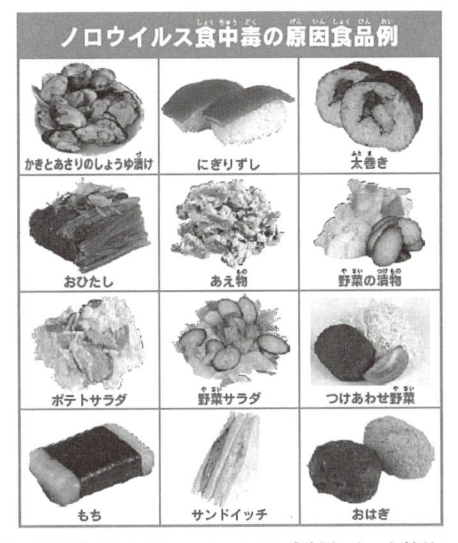

過去に、適切な衛生管理がなされていないために感染源になった料理の一例です。

図 6.1　ノロウイルス食中毒の原因食品
　　　（給食ニュース　No.1669）

6. ノロウイルス感染経路とその遮断

Q5 食品取扱者を介する食中毒が起きる要因には、どのようなことが考えられるか

A5 ノロウイルスが食中毒を起こす要因として、ノロウイルス患者の便は下痢便で、嘔吐物とともに液状であり、手に付きやすいことが考えられます。一般的に患者の急性期のふん便には、1gあたり1億個以上、嘔吐物では100万個以上のノロウイルスが存在します。ノロウイルスは感染力が強く、ごく少量のふん便・嘔吐物から多数の人に感染が広がります。アメリカ疾病予防管理センター（CDC）は、「ノロウイルス18個で発病させることができる」としています。この観点から、ふん便に1gあたり1億個のウイルスが存在するふん便が20gあれば、日本国民全員を感染させることができることになります。患者は通常、下痢・嘔吐の症状が1～2日で消失するものの、大量のウイルス排出は10日間程度続くので、それだけ感染する機会が長いと言えます。また、無症状感染があります。感染しても何ら症状が見られませんが、患者と同様のウイルスを排出することがあります。実際に、このような人による食中毒事件が多発しています。ノロウイルスは極小のため、手の皺の奥に入り込み、除去することが容

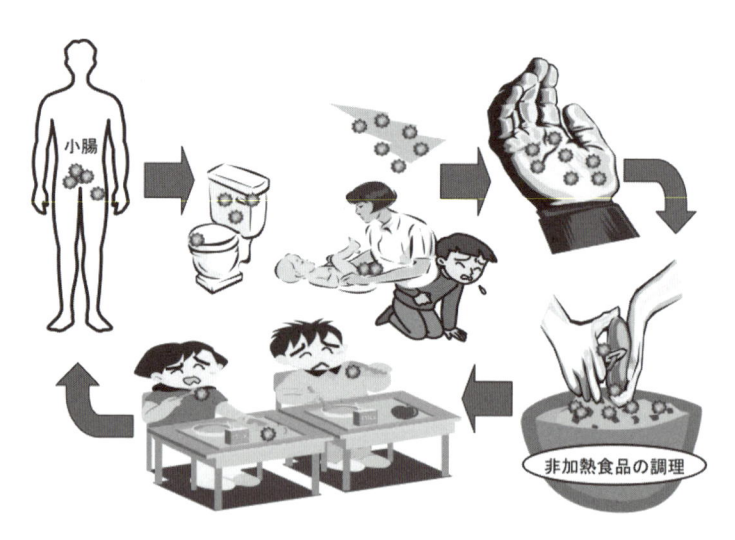

図6.2 食品取扱者による食品汚染の様式

ノロウイルス対策 Q&A ブック　正誤表

◆ p58　図 6.2　食品取扱者による食品汚染の様式

掲載図の嘔吐の少年の位置がずれていました。
大変失礼いたしました。下記のごとく訂正させていただきます。

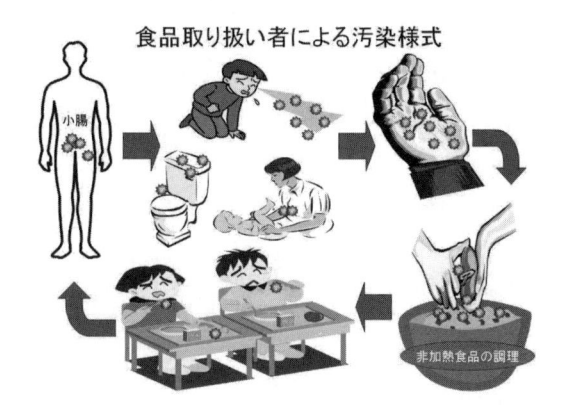

食品取り扱い者による汚染様式

◆ p83　表 7.1　ウイルスと細菌の違い

表中の「増　殖」行の「ウイルス」列の「二段階分裂」は誤りで、正しくは「段階増殖」です。
同じく「細　菌」列の「一段階増殖」は誤りで、正しくは「二分裂増殖」です。
下記のように訂正させていただきます。

表 7.1　ウイルスと細菌の違い

性　質	ウイルス	細　菌
構成単位	ウイルス粒子	細　胞
核　酸	DNA または RNA	DNA および RNA
遺伝情報の担体	DNA または RNA	DNA
無細胞培地での増殖	不　可　能	可　能
増　殖	段階増殖	二分裂増殖
細　胞　壁	な　し	あ　り
蛋白合成能	な　し	あ　り
エネルギー産生系	な　し	あ　り
抗生物質の感受性	な　し	あ　り

以上でございます。

幸書房

易ではありません。そのため、ノロウイルスが付いた手で食品、調理器具等を汚染して、食中毒が起きています（図6.2）。

Q6 食中毒事件を起こしたときの拭き取り検査で、よくノロウイルスが検出される場所はどこか

A6 　ノロウイルスはふん便とともに排出されますので、トイレが最も汚染されており、食中毒事件を起こした施設の拭き取り検査では、トイレ周りからノロウイルスが検出されることが多いです。また、ノロウイルス集団発生を起こした施設の拭き取り検査でも、トイレが最も汚染量が多いことが示されています。従って、トイレを介しての感染防止が食中毒の予防につながります。

　特に、事業所、飲食店等の、多くの人が利用するトイレは、従業員と客用のトイレを区別し、個室内に手洗い設備を設けることが不可欠です（3-3項参照）。調理施設等では、トイレの前には外衣を脱衣する場所、およびトイレ内には専用の履物を備えてください。すなわち、排便後、身を整える前に手洗いと手の消毒を行い、衣類やトイレの蓋、トイレのレバー、ドアノブ等にノロウイルスを付けないことに細心の注意を払ってください。

Q7 調理施設の作業者の手荒れはなぜ問題か

A7 　手が荒れますと、手の皺が広く、深くなります。皺が1mm深くなりますと、ノロウイルスは2万5千個並ぶことができ、より多くのノロウイルスのみならず細菌も手に付くことになります。より深く付着しますと除去が容易でなく、このことが食中毒につながることになります。

6-2 手洗いの徹底

Q1 ノロウイルス食中毒予防の基本と、「付けない」の予防はどのようにするか

A1 一般的に、食中毒の防止は ①付けない、②増やさない、③やっつける、の3つです。ウイルスは生きた細胞でのみ増殖します。ノロウイルスはヒトの小腸上皮細胞でのみ増殖し、環境・食品中では増殖できません。従って、ノロウイルスの食中毒の防止には、②の「増やさない」は当てはまりません。

食中毒防止は、手にノロウイルスを付けないことです。手は様々なところに触れるので、ノロウイルスをはじめとする病原微生物の運び屋とも言えます。帰宅時、食事の前の手洗いが、自身および家族を守るためにも重要です。

実際に、食中毒事件は、ノロウイルスに感染している調理従事者の手洗い不足が原因で、食品、調理器具等にノロウイルスを付着させ多発しています。手洗い不足によってノロウイルスが付着した手で、非加熱食品(刺身、寿司、漬物等)や加熱後の食品(和え物、パン、ケーキ等)、調理器具、配膳の食器等に素手で触れることにより食中毒が起きています。

調理従事者を介して食品にノロウイルスを付着させる食中毒事件は、突然起きるものではありません。ノロウイルス感染者が排便時や感染者のオムツ替え、嘔吐物の処理等のときに、手等にノロウイルスを付けることが原因です。この食中毒の予防には、手洗いと汚物の消毒が不可欠です。それを怠ると、食品あるいは調理器具等を汚染させ、食中毒となります。

Q2 ノロウイルスが手に付きやすく、食中毒を起こすのはなぜか

A2 ノロウイルス発症者は下痢・嘔吐を呈し、それらは液状なので手に付きやすいのです。しかもノロウイルスは細菌に比べ、大きさが1/30~1/100と小さく、約1mmの100万分の40の大

きさなので、手の皺の奥に入り込み、容易に除去できません。さらに、ふん便、嘔吐物から膨大な数のノロウイルスが排出され、理論的には皮膚の皺の 1mm の深さに 2 万 5 千個並ぶことができます。このように、手にはものすごい量のノロウイルスが付きやすいことが、食中毒を起こす大きな要因です。

　実際に、ノロウイルスを手に付けた人がパンを包むという作業をした際に、パンを食べた 70 人ほどが食中毒になりました。このことは、手に付いていたウイルスの量は、70 個程度のパンに、感染を引き起こすほどあったと考えられます。また、ノロウイルスに汚染されたところは、冬季ですと 3 週間程度感染力を維持しますので、他の人がそこに触れると手を介してノロウイルス感染する危険性があります。多くの人が触れるところは、こまめに次亜塩素酸ナトリウム（200ppm）やアルコール製剤、微酸性電解水等で拭いてください。

Q3 なぜ手洗いをしなければならないのか？　また、いつ行えばよいのか

A3　手はいろいろなところに触れますので、手の汚れのみならず触れたところに存在している細菌、ウイルスが手に付きます。手はそれら病原体の運び屋であり、手には多くの病原体が付着していますので、手から口に病原体が入る危険性があります。ノロウイルスの感染防止には、手洗いが最も効果的です。

　いつ手洗いをするかについては、ノロウイルスを含め多くの病原体の付く可能性のあるときです。例えばトイレ後、おむつ替え後、食事前、調理前、配膳前、病原体の汚染度の高い食品（肉類、魚介類、野菜、生卵等）に触れたとき、掃除や廃棄物処理を行った後にも手洗いとアルコール消毒をしてください。さらに、調理中でも生食する刺身、野菜、果物等に触れる前には必ず手洗いを行い、ビニール手袋を着用してください。

6. ノロウイルス感染経路とその遮断

Q4 手洗いの方法を教えてほしい

A4 ノロウイルスは感染力が強く、汚染した手指を介して、直接・間接を問わずごくわずかなウイルスが口に入っただけでも感染します。それを防ぐには、手に付着したウイルスを汚れとともに確実に機械的に洗い流すことです。ここではノロウイルスに限定せず、手洗いをプロセス全体としてとらえることで、交差汚染の少ない、より確実な手洗い方法として、文部科学省が作成しました調理従事者のための手洗いの方法を図 6.3 に示しました。

①手を洗う前に時計、指輪を外します。②洗い残しをするところは指先、指の間、親指です。③流水（温水が望ましい）で汚れを洗い流します。④手洗い石けん液を手の平に取り、⑤十分に泡立てます。⑥手の平と手の甲→⑦指の間→⑧親指の付け根まで→⑨爪先を手のひらで→⑩手首→⑪肘まで、⑥から⑪までは左右各 5 回こすります。⑫爪ブラシで爪の間→⑬流水で 15 秒以上すすぐ→⑭ペーパータオルで水分をよく拭き取る。ペーパータオルで

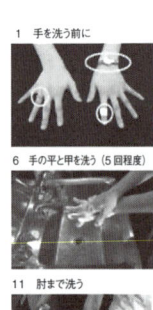

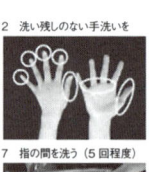

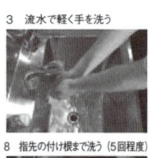

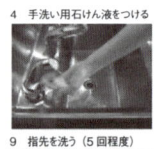

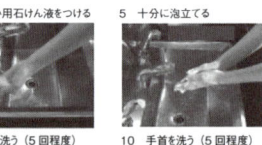

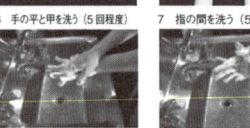

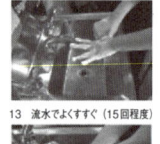

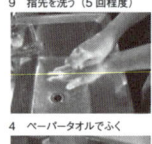

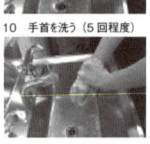

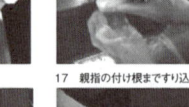

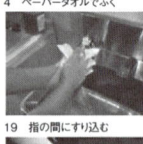

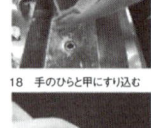

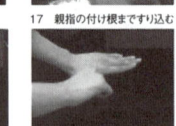

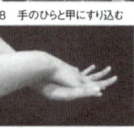

図 6.3 標準的な手洗い方法（学校給食における標準的な手洗いマニュアル　一覧表より）

しっかり拭き取ることにより、洗い残した細菌数を1/10量に低下させることができ、さらに、水分が十分に除去され、次のアルコール消毒の効果を高めます。消毒用アルコールを、⑮のように指先を折り曲げて爪にかけるように受け→⑯指先～⑳手首まで、全体によくすり込みます。水道の開閉栓は足踏み式、自動センサー式がよいが、開閉栓を自分で閉める場合は、再汚染を防ぐため開閉栓をよく洗った後に閉めるか、洗えない場合は開閉栓にペーパータオルをあてて、直接手が触れないように閉めます。

Q5 調理従事者は、調理中の手洗いでも常に標準的な手洗いを行う必要があるか

A5　衛生的手洗いを頻繁にしますと手が荒れて、そこの部分に細菌やウイルスが付着しやすくなります。調理作業中の手洗いは、生の食肉類、魚介類、卵、加熱前の野菜、汚れたものに触れたときなど必要と思うときに行い、必要に応じアルコール消毒も行ってください（図6.4）

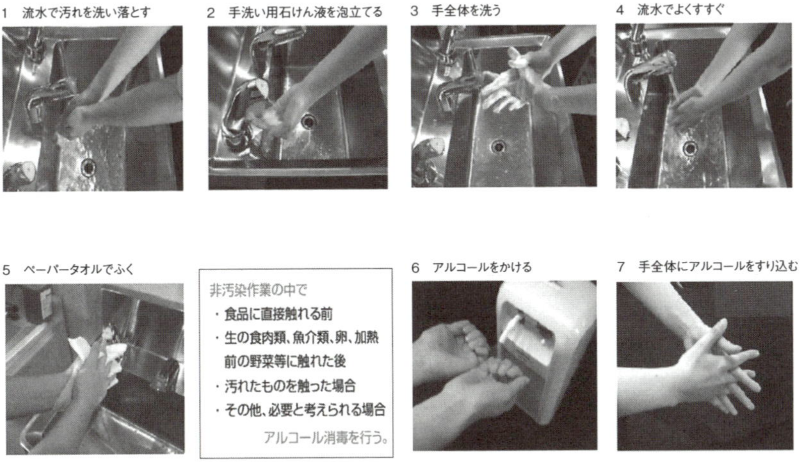

図6.4　作業中の手洗い方法

Q6 二度手洗いをするように言われました。なぜ二度手洗いが必要か

A6 ノロウイルスは極めて微小なために手洗いで落ちにくいからです。図6.5のデータはヒトノロウイルスに近い構造をしたネコカリシウイルスを手につけて、手洗いでどの程度ウイルスが除去されるかを遺伝子量を測定して調べた実験結果です。この結果から見るとハンドソープを用いて、もみ洗いを10秒、30秒、60秒を行い、その後、15秒間流水で洗い流しますと、手についたウイルスはもみ洗い時間が長いほどよく除去されます（図のB、C、D）。しかしこの手順1回での手洗いではまだウイルスはかなり残っています。そこでハンドソープを用いて、もみ洗いを10秒間行い、15秒間流水で洗い流しを2回行いますと、ウイルスはほぼ完全に除去されます（図のE）。このように二度手洗いが有効であるということが実験的に確かめられています。

以上のことから、より丁寧でより頻回の手洗いをすることでウイルス除去効果が高まることがわかります。

嘔吐物・糞便に触れたとき、ノロウイルスの流行期、ノロウイルス感染時、感染後2週間（検査で陰性と言われたときも含め）は二度手洗いを行うとよいです。

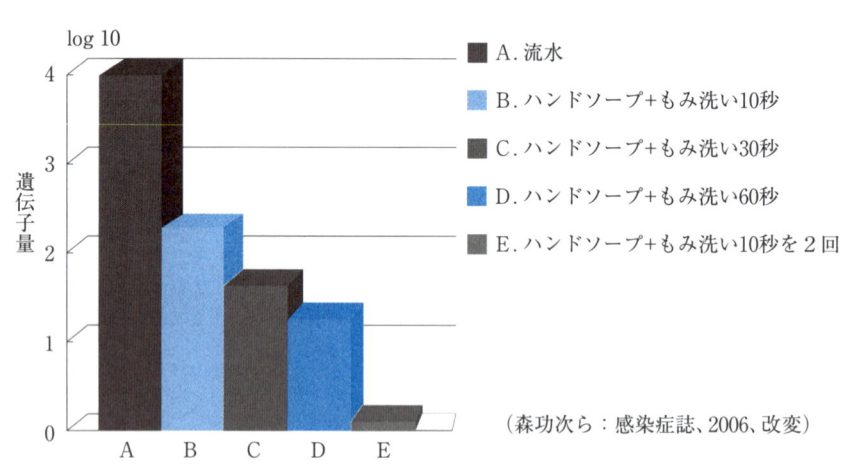

凡例：
- A. 流水
- B. ハンドソープ＋もみ洗い10秒
- C. ハンドソープ＋もみ洗い30秒
- D. ハンドソープ＋もみ洗い60秒
- E. ハンドソープ＋もみ洗い10秒を2回

縦軸：遺伝子量（log 10）

（森功次ら：感染症誌、2006、改変）

図6.5 ハンドソープともみ洗い時間とウイルスの遺伝子量

6-3　食材の汚染と処理

Q1 ノロウイルスによる食中毒はどのような食材で起きているか

A1　厚生労働省に報告された原因食材別ノロウイルス事件数の年次推移を図 6.6 に示しました。2001～2003 年での原因食材は魚介類（多くは二枚貝）が 20%以上を占めていましたが、その後減少したものの近年はやや増加して、10%程度を占めています。

近年多くなっている原因食材は「その他」および「不明」で、80%程度を占めています。これらは弁当、懐石料理等で多くの食品が混在し、それらを食べ食中毒になったものの、ノロウイルスに汚染された食品を特定できなかったものです。ノロウイルスの場合、食材からの検出が難しく、食中毒事件で食材からノロウイルスが検出されるのは 10%以下で、多くは原因食材不明となっています。

「その他」は分類項目に当てはまらなかったものです。なお、「その他」および「不明」の多くは、調理従事者が食品あるいは調理器具等にノロウイルスを付着させたことから発生しています。

（厚生労働省食中毒統計より）

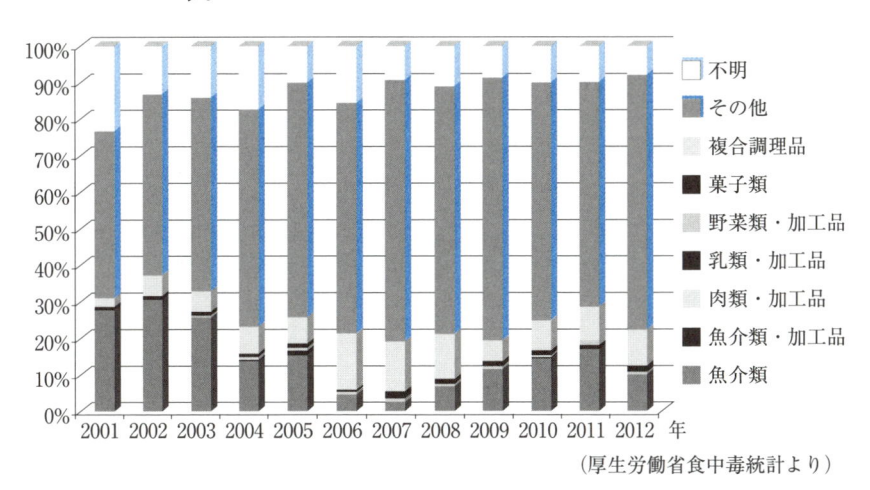

図 6.6　原因食材別ノロウイルス事件数の年次推移

6. ノロウイルス感染経路とその遮断

Q2 二枚貝で食中毒を起こすのはカキだけか

A2 カキは冬季のノロウイルス流行期に生食することが多いので、ノロウイルスによる食中毒がしばしば起こります。生態系がカキと同じ二枚貝でもノロウイルスによる食中毒が起きる可能性があります。バカガイ、大アサリ、アサリ、シジミ等でも実際に食中毒が起きています（表6.1）。二枚貝がノロウイルスに汚染されているか否かは、見た目やにおいではわかりませんので、加熱して食べることです。

輸入生鮮魚介類でのノロウイルス汚染率はシジミが高く（32%）、アサリ、タイラギ、ハマグリ、アカガイ、加熱用カキおよびエビ類（大半がブラックタイガー）は11～20%で、生食用カキは2%です（図6.7）。二枚貝は、確実に加熱してから食べるようにしましょう。

表6.1　ノロウイルス食中毒の特定食品（二枚貝）

年　次	原　因　食　品
2002	バカガイの酢の物、大アサリグラタン、大アサリ紹興酒風味、シジミの醤油漬
2003	アサリのブルーギニオン、シジミの醤油漬、貝柱のサラダ
2004	シジミの紹興酒漬（2）、シジミの醤油漬（3）活アサリの老酒漬
2005	シジミの醤油漬（2）
2006	アサリ
2008	貝類
2009	なし

（厚生労働省食中毒統計より）

● 6-3 食材の汚染と処理

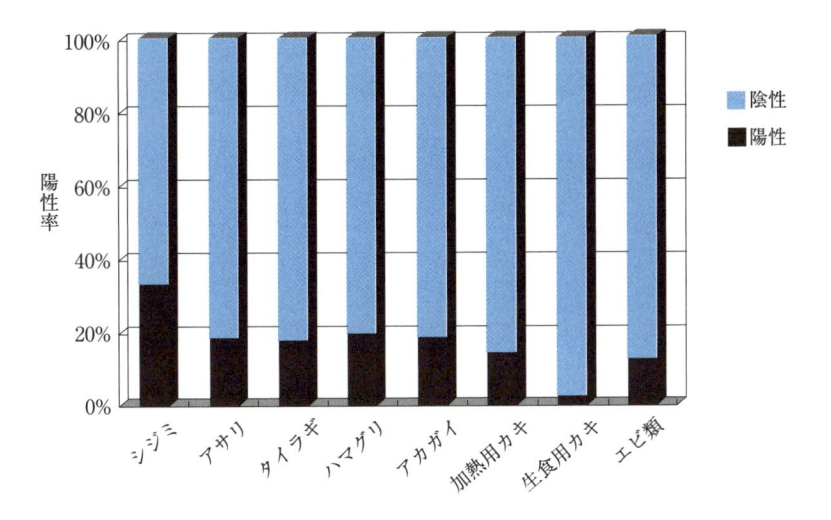

図 6.7　輸入生鮮魚介類のノロウイルス汚染（2001〜2009 年）

Q3　二枚貝による食中毒はどのようにして起きるのか

A3　　二枚貝は本来ノロウイルスを持っておらず、二枚貝の内部で増殖することもありません。

　ノロウイルス感染者からふん便とともに排出されたノロウイルスは、便器から下水を通って下水処理場へ行き、そこで大部分は除去されますが、ごく一部が河川水に流出し、河川から海域に流れ込み、そこに生息している二枚貝の内臓（中腸腺）にノロウイルスが蓄積されます（図6.8（左））。人が水環境をノロウイルスで汚染させることにより、二枚貝にノロウイルス汚染が生じます。

　二枚貝はプランクトンを餌としているため、大量の海水を取り込みます。たとえばカキは1日に1億個以上のプランクトンを食餌し、活動が旺盛なときには海水を1時間に18リットル程度吸引するので、ノロウイルスに汚染された海水によって、カキの内臓（中腸腺）にノロウイルスが蓄積されます（図6.8（右））。ノロウイルスは二枚貝の内臓に存在するため、二枚貝の身および表面を洗っても完全には除去できません。ノロウイルスに汚染された二枚貝を、生あるいは加熱不足で喫食すると食中毒を起こし

感染経路

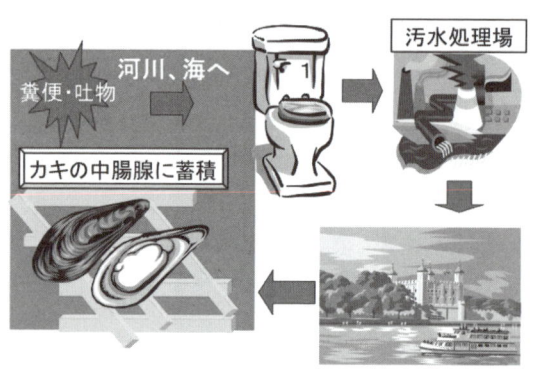

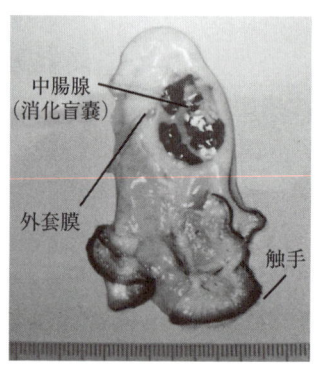

6. ノロウイルス感染経路とその遮断

図6.8　カキのノロウイルス汚染様式（左）とカキの中腸線（右）

ます。ノロウイルスに汚染された二枚貝であっても、85℃・1分間以上の加熱を行えば食中毒にはなりません。

Q4　生食用カキの表示には、県名でなく海域が記載されるのはなぜか

A4　1999年に（アメリカでは、生食用カキには採取した海域の記載が義務付けられていました）、カキによる食中毒事件の発生に際して、直ちに販売停止等の処置を行い、食中毒の拡大防止策がとれることを目的として、生食用カキは養殖海域を記載するよう定められました。そのため、生食用カキは県名でなく養殖海域が記載されています。しかし、加熱用カキでは海域の記載を求めていません。

Q5　カキ、アサリ等では海水の入った容器に入れて販売されていることがあるが、二枚貝の入っていた海水は安全か

A5　パック詰めの二枚貝で（図6.9）、その二枚貝がノロウイルスに汚染されていると、二枚貝の内臓からノロウイルスが滅菌海水中に排出され、パック中の海水が汚染されることがあります。そのため、パック内の海水も汚染している可能性がありますので、調理は最後に行い、パック内の水や貝を洗った水で調理場を汚染し

ないように注意します。調理後は、使用した器具ならびにシンクは次亜塩素酸ナトリウム液（200ppm）で消毒してください。

　アカガイ、トリガイでは内臓である中腸腺を取り除きますが、その際に可食部を汚染する危険性があります（図6.10）。処理する際にはマスク、手袋を着け、貝を開けるときにはボール等で貝の液を受け、調理場を汚染しないようにしましょう。貝からの液、中腸腺、調理台を含む調理器は次亜塩素酸ナトリウム液（1,000ppm）で、貝の可食部分は次亜塩素酸ナトリウム液（200ppm）で消毒し、その後流水で洗ってください。

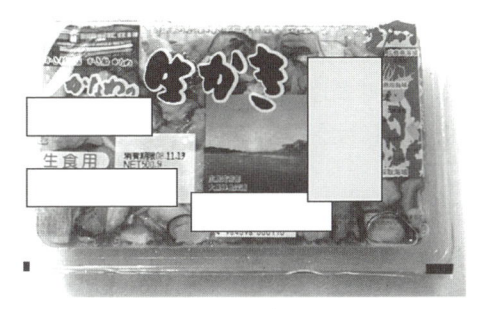

図 6.9　パック詰めのカキ

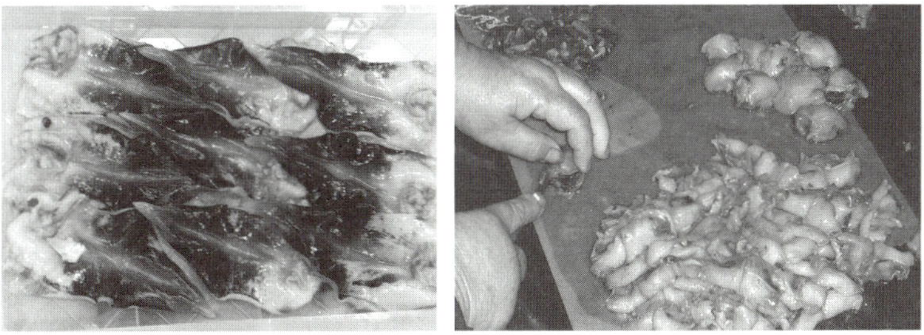

図 6.10　中腸腺を除去したトリガイ（左）とアカガイからの中腸腺の除去作業（右）

Q6 生食する刺身、野菜の調理はどのようにすればよいか

A6
　生食する刺身、サラダ、漬物、和えもの等の調理前にはしっかり手洗いを行い、ビニール手袋を着用し、調理します。生食する野菜で、ノロウイルス汚染が心配なときには流水で3回洗浄し、汚れ等を除去したのち次亜塩素酸ナトリウム 100ppm のときには 10 分、200ppm のときは 5 分間浸け、その後流水で次亜塩素酸ナトリウムを取り除きます。次亜塩素酸ナトリウムによる消毒の際には希釈倍率および攪拌をしっかり行い、塩素濃度も忘れずに確認してください。3回洗浄後、微酸性電解水で洗ってもよいです。加熱調理の際には中心温度を測定し、85℃、1 分間の加熱を確実に行うことです。

● 6-4　そ　の　他

Q1 ノロウイルスに感染した嘔吐物・ふん便とは知らずにそれらに触れた場合、感染しないための対処法はどういうものか

A1
　嘔吐はノロウイルス感染時のほかにも様々な原因で起こり得ます。そのため、嘔吐物を見ただけではノロウイルスか、あるいは他の病原体によるものかはわかりません。しかし念のため、ふん便、嘔吐物に触れたときには、ノロウイルスが大量に存在しているものと考えて対応してください。衣類が嘔吐物に触れたときには直ちにその場所から離れ、うがいと手洗いを行うとともに、衣類等はビニール袋に二重に入れてしっかり口を閉め、次亜塩素酸ナトリウム消毒（1,000ppm）または煮沸してください。

Q2 ノロウイルスに汚染されたふん便・嘔吐物が乾燥して食中毒が発生するのは、どのような理由か

A2　人のふん便および嘔吐物とともに排出されたウイルスが乾燥しますと、ノロウイルスは極めて小さいので、塵となり空気中を漂います。微小のため、一旦浮遊したものは容易に落下せずに長時間漂って食品や調理器具等に付着し、それらを介して口に入ることにより食中毒となります。つまり、ノロウイルスは乾燥に強く、長期間感染力を維持できること、また非常に微小なので、一旦空中に漂うと容易に落下せず、広範囲に拡散するからです。

Q3 井戸水による食中毒の特徴は

A3　井戸水による食中毒のときには、煮沸せずに飲んだ水、水を使って洗い、生食した食品、調理器具、食器等が汚染されています。

　ノロウイルスによる事件では、井戸の深さが10m以内のもので起きています。井戸水に適正な塩素消毒が行われていれば大腸菌は飲料水から検出されませんが、大腸菌が検出されたときにはノロウイルス汚染も考えられます。塩素消毒されていて大腸菌検査が陰性であっても、低濃度で短時間の作用ではノロウイルスは不活化されていませんので、食中毒発生につながります。

　井戸水では、形態の小さいノロウイルスが先に検出され、その後にふん便性の大腸菌が検出されるので、継続して大腸菌の検査が必要なときもあります。

■ウイルスとは■

7. ノロウイルスについての基礎知識

● 7-1　ノロウイルス感染症・食中毒の症状

Q1　ノロウイルスに感染するとどのような症状が出るのか

A1　ノロウイルスは口に入った後、12〜72時間（潜伏期間）で発症します。小腸の上皮細胞に感染し増殖することから、小腸に炎症を起こし、腹痛、下痢を発症します。また、胃の運動神経が低下・麻痺しますので、胃の内容物を小腸に送る機能が低下あるいは停止し、嘔気、嘔吐が起こります。ノロウイルスの場合には特に、嘔吐が突然、強烈に起きるのが特徴です。嘔吐の際にはトイレに行く時間もなく、室内、身の周りを汚してしまうことがあります。このことが、感染拡大防止を困難にしている一因です。

ノロウイルスは嘔吐物から大量に排出されるので、嘔吐物を介しての感染拡大が高齢者施設、幼稚園等でしばしば起きています。

一般的に、嘔吐は子供と高齢者に、下痢は成人と高齢者で高率に見られます。下痢は水様性で、重症例では1日に十数回も見られますが、通常は2、3回で治まります。

Q2　感染性胃腸炎とはどのような症状か

A2　主に乳幼児に好発し、主症状は嘔吐と下痢で、脱水症状を起こすこともあります。嘔吐または下痢のみの場合や、嘔吐の後に下

痢が見られるなど様々で、症状の程度にも個人差があります。38℃の程度の発熱が見られることもあります。このような症状が、病原体により起きていると診断されたときに「感染性胃腸炎」としています。

感染性胃腸炎という病気はノロウイルスに感染したときに起きる病気ですが、その他の多くの病原体でも起きます。例えば、ウイルスではロタウイルス、アデノウイルス、アストロウイルス、エンテロウイルス等で、細菌では腸炎ビブリオ、病原性大腸菌、サルモネラ、カンピロバクターなど、寄生虫ではクリプトスポリジウム、アメーバ、ランブル鞭毛虫等があります。「感染性胃腸炎」とは、臨床的な症状からの診断名です。原因の病原体が明らかにされたわけではありません。多くの感染性胃腸炎患者では症状が軽く、病原体検査はほとんど行われません。一部については地方衛生研究所で、ウイルス、細菌、原虫の原因病原体の検査が行われ、検出された病原体は地方衛生研究所を通じて、国立感染症研究所に報告され、その結果は毎月、国立感染症研究所感染症疫学センターから病原微生物検出情報（IASR）として報告されています（http://www.nih.go.jp/niid/ja/iasr.html）。また、感染性胃腸炎患者の発生数は全国の3,000カ所の小児科から、感染症発生動向調査週報（IDWR）として報告されています。（http://www.nih.go.jp/niid/ja/data.html）

感染性胃腸炎の感染様式は、地域での散発、流行疾患としては感染患者からの糞口感染、食中毒の原因病原体としては汚染された水、食品からの感染があります。感染性胃腸炎のうち、病原体検査はノロウイルス、ロタウイルスが保険適用になっています。しかし、適用にあたっては制限があります。

Q_3　ノロウイルスに何度も感染するのはどうしてか？

A_3　ノロウイルスの感染部位は小腸の上皮細胞であり、感染防御には腸管局所のIgA抗体（分泌抗体）が重要な役割を担っています。腸管でノロウイルスが増殖しますと、腸管で抗体が産生され

（IgA抗体といいます）、このIgA抗体が腸管細胞に出てウイルスの増殖を抑制し、ウイルスの排出が止まります。しかし、このIgA抗体は持続期間が短く、数カ月で消失しますので、同じ遺伝子型にも数カ月後繰り返し感染します。また、ノロウイルスには多くの遺伝子型がありますので、それらに対する抗体を獲得しなければなりません。あるいは同じ地域でも異なった遺伝子型が複数存在していることがあり、それらの遺伝子型に感染することもあります。従って、1年の間に2、3回ノロウイルスに感染することもあります。これらのことから、ノロウイルスには、乳幼児から高齢者に至るまで何度でも感染・発病します。ノロウイルスに感染してIgA抗体を獲得しても、ノロウイルスが変異しますと、感染して得たIgA抗体は感染を防御しなくなります。

インフルエンザウイルスは気管の上皮細胞に感染し、局所の免疫が感染防止に有効ですが、持続期間が短く、さらに変異することから毎年ワクチンを受ける必要があります。

Q_4　ノロウイルスに効く薬は？

A_4　ノロウイルスに感染しても、直接効果のある薬はありません。ノロウイルスには遺伝子型が34以上存在することから、ワクチンの開発は難しく、ウイルス増殖もできないため、現在のところ完成していません。

治療は、基本的には下痢便とともに失われた水分およびミネラルを補給することです。市販されているスポーツドリンクはそのまま飲みますとミネラル分が強いので、3倍程度に微温水で薄めてから少しずつ飲用してください。嘔吐が激しくて水分の補給ができないときには、脱水症状が起きますので、早く受診してください。なお、通常、下痢止めの使用はウイルスの体外排出を遅らせますので、使用しないことが望ましいといわれていますが、下痢症状が強く長時間続くときには医師の指示に従ってください。

● 7-2 感染や食中毒が発生する季節と現状

Q1 ノロウイルスによる食中毒はどのようにして起こるのか

A1 　ノロウイルスによる食中毒には、4つの様式があります。ノロウイルス食中毒は突然起きるものでなく、(1) ノロウイルスに汚染された二枚貝を食すること、(2) ノロウイルス感染者が食品あるいは調理器具を汚染すること、(3) ノロウイルスを含んだふん便・嘔吐物が乾燥して、ノロウイルスが空中に漂い、食品等を汚染すること、(4) 簡易水道、井戸水がノロウイルスに汚染したことによるもの、があります。いずれの場合もノロウイルス感染者が汚染源で、ノロウイルス食中毒の予防の基本は、ノロウイルスに感染しないことです。

Q2 ノロウイルスに感染しやすい年齢層と感染症の流行時期は？

A2 　ノロウイルスは、乳幼児から高齢者に至る広い年齢層で急性胃腸炎を引き起こします。とくに、団体生活をしている園児、学童、高齢者施設では感染性胃腸炎の集団発生がしばしば起きます。この感染症は冬季に多発し、11月頃から流行が始まり、12月～1月がピークとなり、2月頃から減少し、その後患者数は著しく減少するものの、年間を通じて患者数が0になることはありません。なぜなら、ノロウイルスは絶えずヒトに感染していないと消滅します。そのため、ノロウイルスは生き続けるためにヒトへの感染を継続し、冬季に限らず年間を通して患者が発生します。従って、冬季のみならず年間を通して予防しなければなりません。

●7-2 感染や食中毒が発生する季節と現状

Q3 感染性胃腸炎のうちノロウイルスの占める割合はどれくらいか

A3 　感染性胃腸炎は、ノロウイルス以外のロタウイルス、アストロウイルス、アデノウイルス、細菌、原虫等によっても発症しますので、ノロウイルスが占める正確なデータはありません。感染性胃腸炎の患者数は全国の約3,000カ所(定点)の小児科で、患者数を調べ、毎週厚生労働省に報告されています。これは小児科の定点医療機関あたりの患者数です。小児科から毎年約90万人の感染性胃腸炎患者数が報告されており、そのうちのノロウイルス患者数は正確にはわかりませんが、23%程度と考えられています。実際には、日本の小児科領域では毎年約100万人がノロウイルスによる感染性胃腸炎に罹患していると推定されています。
　一方、成人、高齢者の患者数はわかりません。しかし、小児だけではなく学生、成人、高齢者等の広い年齢層で多数の人が罹患するので、患者数の最も多い感染症といえます。
　アメリカでは、ノロウイルスによる感染性胃腸炎患者は毎年人口の10%程度と報告されています。

Q4 ノロウイルスによる食中毒患者で死者はいるか

A4 　平成9年(1997)から平成24年(2012)の間に厚生労働省に届けられたノロウイルスによる食中毒患者は約20万人で、そのうち死亡者はいません。ノロウイルスによる食中毒では、体力の極めて弱い人でない限り死亡することはないようです。ノロウイルスに負けないためにも、常に体力の維持に努めましょう。

Q5 ノロウイルス食中毒の発生しやすい時期は？

A5 　図7.1に、カキによる食中毒事件、食品取扱者による食中毒事件、市販カキのノロウイルス陽性率および感染性胃腸炎患者の

発生状況を月別に示しました。ノロウイルスによる感染性胃腸炎患者の発生は、通常10月から増加し、11・12月がピークとなり、3月頃まで患者が多く見られ、その後減少します（流行のピークは年により早く、あるいは遅くなります）。また、感染性胃腸炎患者数の増加に少し遅れるものの、ほぼ比例して食中毒・感染症が発生します。ノロウイルスによる食中毒事件の多発時期は11月から3月の間で、感染性胃腸炎患者の増大に伴い食品取扱者による食中毒事件が発生します。そのピークに約1カ月遅れて市販のカキがノロウイルス陽性となり、カキによる食中毒事件が起きます。

地域の感染性胃腸炎患者の増加は食中毒・感染症の警報ととらえ、防止に細心の注意を払います。また、ノロウイルスは常に人→人への感染を継続しており、そのために、ノロウイルス感染者は常時存在していますので、食中毒は年間を通して起きています。冬季以外にもノロウイルス食中毒予防を決しておろそかにしてはいけません。

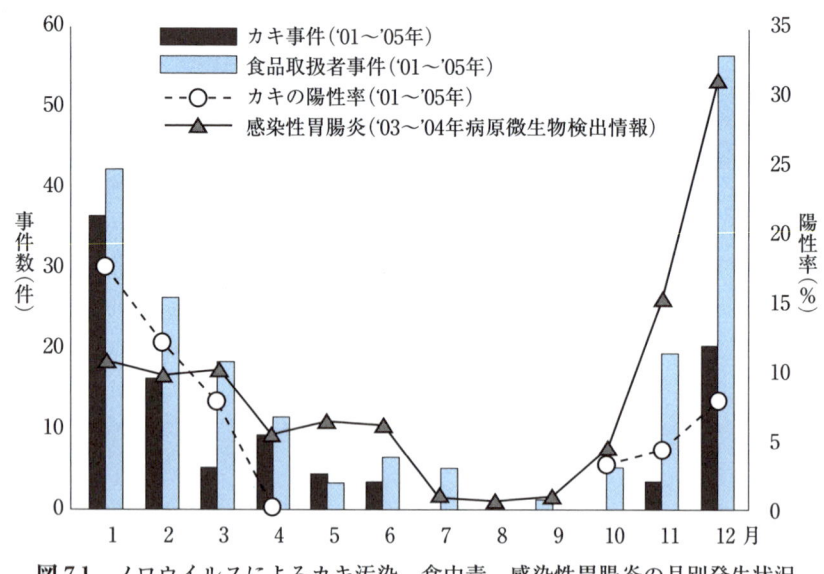

図7.1 ノロウイルスによるカキ汚染、食中毒、感染性胃腸炎の月別発生状況

7-3 ノロウイルスの歴史と認識

Q1 ウイルスはいつ発見されたのか

A1
1674年に、光学顕微鏡によって細菌が見出されました。

病原体の発見は、コッホが1876年に炭疽菌、1882年に結核菌と、多くの細菌の発見が続きました。しかし、ウイルスは光学顕微鏡で見えないため発見が遅れ、1982年にタバコモザイク病の病原体が素焼きの濾過器を通過することが見出され（非常に小さい病原体であること）、次いで、牛の口蹄疫は「濾過性病原体」であることがわかり、その後、多くのウイルスが発見されるようになりました。このような、「濾過性病原体」と呼ばれた病原体が、現在のウイルスです。このことから、ウイルスとは「直径0.3μmよりも小さい穴を通過でき、ホストに感染する能力を持つ」ものとされています。

また、1939年には電子顕微鏡を用いることにより、ウイルスの形態が明らかとなりました（図7.2）。

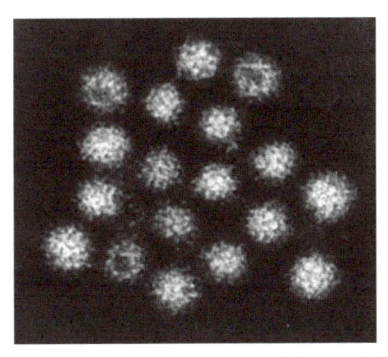

図7.2　ノロウイルスの電子顕微鏡写真

7. ノロウイルスについての基礎知識

Q2　ウイルスの大きさと構造

A2　ウイルスの大きさの単位は nm（1/1,000,000mm）で、小さいものではパルボウイルス科の直径 18～20nm、ノロウイルスは直径約 40nm です（100 万倍しても直径 40mm）。最大のものはポックスウイルス科（天然痘ウイルス等）の直径 300～350nm ですが、ウイルスの観察には電子顕微鏡でなければ見ることができません。しかし、細菌は大きさの単位が μm（1/1,000mm）で、多くの細菌は直径 1～5μm のため、光学顕微鏡で観察ができます。

ウイルス粒子の形態は、ノロウイルスと同様にエンテロウイルス、アデノウイルス、インフルエンザウイルス等では球形ですが、中には螺旋状、様々な構造のもの（ファージと呼ばれ、細菌に感染するウイルス）等があります（図 7.3）。

ノロウイルスは形は球形で、直径は約 40nm でウイルスの中で最も小さいウイルスです。ノロウイルスの構造は、表面がタンパク質で囲まれ、その中に RNA（約 7,600base）が 1 本入っているだけの、極めて単純な構造です（図 7.4）。

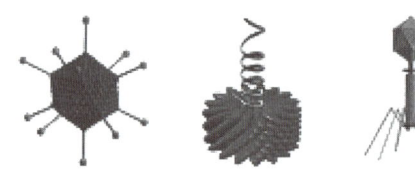

図 7.3　ウイルスの形態
左から正二十面体、螺旋構造、マクロファージ（細菌に感染するウイルス）
http://ja.wikipedia.org/wiki/ウイルスより

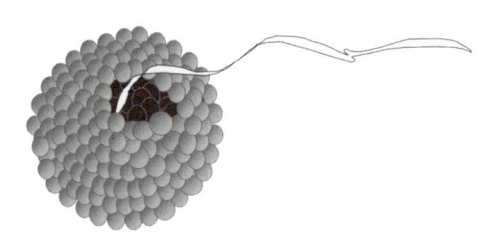

図 7.4　ノロウイルスの模型図

Q3 ノロウイルスはいつ発見されたか

A3 ノロウイルスは、1968年の冬にアメリカのオハイオ州ノーウォークで発生した冬季嘔吐下痢症患者のふん便から、電子顕微鏡で初めてウイルス粒子が発見され、決して新しいものではありません。最初は小型球形ウイルス、SRSV（Small Round Structured Virus）、あるいはノーウォーク様ウイルスと呼ばれていました。

当時は電子顕微鏡によるウイルス診断が行われていましたので、小型球形ウイルスあるいはSRSVと呼ばれることが多かったです。

Q4 小型球形ウイルス（SRSV）とノロウイルスとの関係は？

A4 ノロウイルスと類似の形態と大きさを示すウイルスには、サポウイルスとアストロウイルスがあります。電子顕微鏡でこの3つのウイルスを区別するのは非常に難しく（実際に電子顕微鏡で区別できる研究者は極めて少ない）、電子顕微鏡で小型球形ウイルス（SRSV）と判定されたものはノロウイルス、サポウイルスとアストロウイルスのいずれかです。サポウイルスはノロウイルスと同じカリシ科に属するウイルスで、ヒトに急性胃腸炎を起こします。主に乳幼児が急性胃腸炎となりますが、ノロウイルスほど多くはないものの稀に高齢者や成人においても食中毒事件を起こしています。

アストロウイルスは組織培養で増殖できるウイルスで、このウイルスも主に乳幼児に急性胃腸炎を起こし、稀に高齢者、成人にも同じ疾患を起こします。

食中毒事件において電子顕微鏡でSRSVと診断されたものはその殆どがノロウイルスです。

Q5 ノロウイルスと正式に命名されたのはいつか？

A5 　2002年、国際ウイルス命名委員会は、従来の「ノーウォーク様ウイルス」あるいは「小型球形ウイルス」または「SRSV：Small Round Structured Virus」と呼ばれていたものを「ノロウイルス」と命名しました。これを受けて厚生労働省は、2003年に食品衛生法の一部を改正して、食中毒病因物質の「小型球形ウイルス」を「ノロウイルス」としました。

Q6 ノロウイルスと類似のウイルスは他の動物にも存在するのか

A6 　ヒトのノロウイルスと同じ科に属するものには、ウシに感染するウシ腸管性カリシウイルス *Bovine enteric calicivirus*、ブタに感染するブタ腸管性カリシウイルス（*Swine norovirus*）、および ネズミに感染するネズミノロウイルス（*Murine norovirus*）が存在しています。これらのうち、組織培養法で増殖できるのはネズミノロウイルスのみです。これらのウイルスは種を越えて感染することはありません。

Q7 ノロウイルスには仲間はどれくらいあるのか

A7 　ノロウイルスは仲間（遺伝子型）が多く存在し、遺伝子配列により遺伝子群｛genogroup（G）｝がGⅠとGⅡに分けられ、それぞれに15以上の遺伝子型が存在しています。この、遺伝子型が多いことにより、何度でも感染することになります。またそのために、簡便かつ信頼性の高い検査法およびワクチンの開発を困難にしています。

7-4 「ウイルス」という存在の特徴

Q1 ウイルスとは？

A1 ウイルスは自らを増やす能力を持っていません。そのために生きた細胞に寄生してその力を利用して、自らを増やします。表7.1に示しましたように、ウイルスは遺伝情報を伝達する核酸は、DNAあるいはRNAのどちらかしか持っていません。細菌はヒトの細胞と同様にDNAとRNAを持っており、DNAには遺伝情報が書き込まれています。

ノロウイルスで説明しますと、ノロウイルスの持っているレセプター（細胞とウイルスが結合するもの）は、腸の細胞と結合できます。他の細胞とは結合できません。例えば、ノロウイルスが肺細胞に入り込み、肺炎を起こすことはありません。ノロウイルスは腸管細胞に入り込み、そこでウイルス粒子が壊れ、ウイルス遺伝子のみが細胞内で働き、ウイルス遺伝子が細胞の情報を変えて、細胞に必要なものを作るのではなくウイルスを作るように命令し、ウイルス構成蛋白やウイルスRNAを合成させ、たくさんのウイルスを作ります。この過程で働くのはウイルス遺伝子です。

「パソコンにウイルスが感染する」と言いますが、このことが

表7.1 ウイルスと細菌の違い

性　　質	ウイルス	細　菌
構成単位	ウイルス粒子	細　胞
核　酸	DNAまたはRNA	DNAおよびRNA
遺伝情報の担体	DNAまたはRNA	DNA
無細胞培地での増殖	不可能	可　能
増　殖	二分裂増殖	一段階増殖
細胞壁	なし	あり
蛋白合成能	なし	あり
エネルギー産生系	なし	あり
抗生物質の感受性	なし	あり

ウイルスの生態をよく表わしています。パソコンに感染したウイルス（ソフト）が異常に増殖し（ウイルスが作られる）、パソコンを壊す（ノロウイルスが増えて細胞を壊して病気となる）ということです。

　細菌は、タンパク合成能力、エネルギー産生系を持っていますので、増殖のための水分、栄養素と温度の条件が整えば自らを増殖することができます。すなわち、細菌はウイルスのように何かに寄生して、その力を借りなくとも、条件が整えば自らを増やすことができます。6月の梅雨時になると高温・多湿となり、細菌が非常に増殖しやすくなりますので、「食中毒警報」が地域の保健所等から出されます。これは食中毒菌が食品中で増殖して、食中毒が起きやすくなったことへの注意で、ノロウイルスを対象としたものではありません。繰り返しになりますが、ノロウイルスは食品中で増えることはありません。生きた細胞（ヒトの腸細胞）でのみ増殖します。

　ウイルスは、増殖する際に細胞内でウイルス構成蛋白とウイルス遺伝子が作られるのに一定の時間を要し、それが整うとウイルス粒子となり、細胞外に膨大な数が放出されますので（図7.5）、増殖は常に増えているのではなく、一定時間ごとに膨大なウイルスが細胞から放出されます。細菌は二分裂（1つの細菌が2つに分裂する）で継続して増殖していきますので、2の倍数で細菌は増えます（図7.6）。

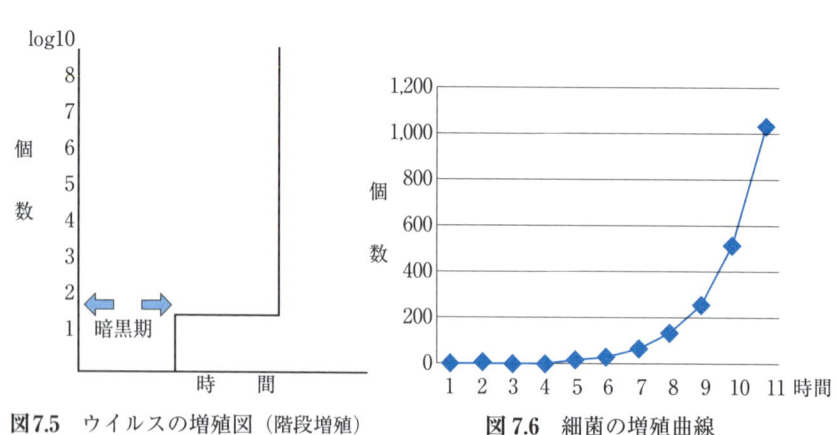

図7.5　ウイルスの増殖図（階段増殖）

図7.6　細菌の増殖曲線

Q2 ヒトノロウイルスの増殖はヒト以外で見られるのか

A2 　ヒトのノロウイルスの増殖は、ヒトの小腸上皮細胞でのみ増殖が可能です。ペット（イヌ、ネコ、小鳥など）にヒトのノロウイルスが感染することはありません。また、ヒトのノロウイルスと同じ科に属するウシ、ブタ、マウスのウイルスがヒトに感染することもありません。

Q3 ノロウイルスは自然界ではどのくらいの間、感染性を持ち続けるのか

A3 　自然界での生存については正確ではないのですが、ネコカリシウイルスの成績では液中において4℃で2カ月間、室温で2週間、37℃で1週間程度感染力を維持していました。冷凍（−20℃以下）では数年間感染力を保ちました。また、乾燥にも強く、液中と同様に長期間生存が可能と考えられています。ノロウイルスは温度が低いと長時間感染力を維持できますが、温度が上がるに従い短くなります。

　ノロウイルス感染患者のふん便・嘔吐物のウイルスを消毒しないと、温度が低いときには10日間程度はその場所で感染力を維持しています。冬季に、ノロウイルスはふん便とともに下水処理場を経て河川、海域へと移り、そこで二枚貝に蓄積します。その、蓄積したノロウイルスを含む二枚貝を食することにより食中毒となりますので、ノロウイルスは河川、海水中でも長期間感染性を保有しているといえます。

● 7-5 感染していても症状がない人の存在

Q1 ノロウイルスに感染する人と感染しない人がいると聞いたが、本当か

A1 ノロウイルスの遺伝子型により、腸管細胞と結合できる人とできない人がいます。遺伝子型が結合できない人はノロウイルスが腸管を通りすぎるだけで、増殖しませんので、病気になりません。ノロウイルスをボランティアに投与したときに、発病する人と発病しない人が見られることは、古くから知られていました。また、カキを食べて「あたる人とあたらない人」がいます。これは、それと同じことで、カキを食べて感染する人と感染しない人がいるということです。発病しない人は、ノロウイルス遺伝子型が腸管細胞に結合しないので、ノロウイルスは腸管細胞に侵入することなく通過すると考えられています。近年、このレセプターはABO型抗原の分泌型、非分泌型（ABH型抗原が粘膜上皮細胞に発現せず、唾液中にも分泌しない）、ルイス抗原との関連性が報告されています。ノロウイルスには多くの遺伝子型が存在し、人によって感染する型と感染しない型が存在しますので、逆に、すべての人がいずれかのノロウイルスの型に感染する、と言えます。

● 7-6 疫学調査—どのようにして感染経路を特定するか

Q1 食中毒発生の際の疫学調査の基本は

A1 **患者発生状況の調査**：一般的に、食中毒の際の患者発生は原因食品の喫食とともにウイルス感染が起きたので、感染した時間は同一です。感染後の発症時間は、ある時間に集中して患者発生が見られるので、1峰性（図7.7）です。感染症のときには、人により感染を受ける時間が同一でないため、なだらかなカーブとなります（図7.8）。多発的で短期間に患者が集中して発生したときには、食中毒を疑うことが重要です。

喫食調査：食中毒の疑いが少しでもあるときには、発病者の共通食品を調べます。ある食品を食べた人のみが発症し、その食品を食べていない人が発症していないときには、その食品が感染源と推測されます。ただし、病原体に感染する人と感染しない人がいますので、食べた人がすべて発症するとは限りません。

発症率：調理従事者が食品をノロウイルスで汚染させたときには、食品にノロウイルスが均一に付着しているとは限りませんので、体内に取り込まれたノロウイルス量には違いがあり、発症しない人から重症者まで多様となることがあります。例えば、学校で発生した給食による食中毒では、クラス別、学年別等で発症率が大きく異なることもあります。

二枚貝喫食の有無：ノロウイルスに汚染されている二枚貝がありますので、二枚貝の喫食の有無を調べます。二枚貝が原因と思われるときには、早期に原因食品を確保することです。確保できないときには、同一海域の二枚貝を入手し、ノロウイルス検査を行います。

二枚貝は複数の遺伝子型のノロウイルスに汚染されていること

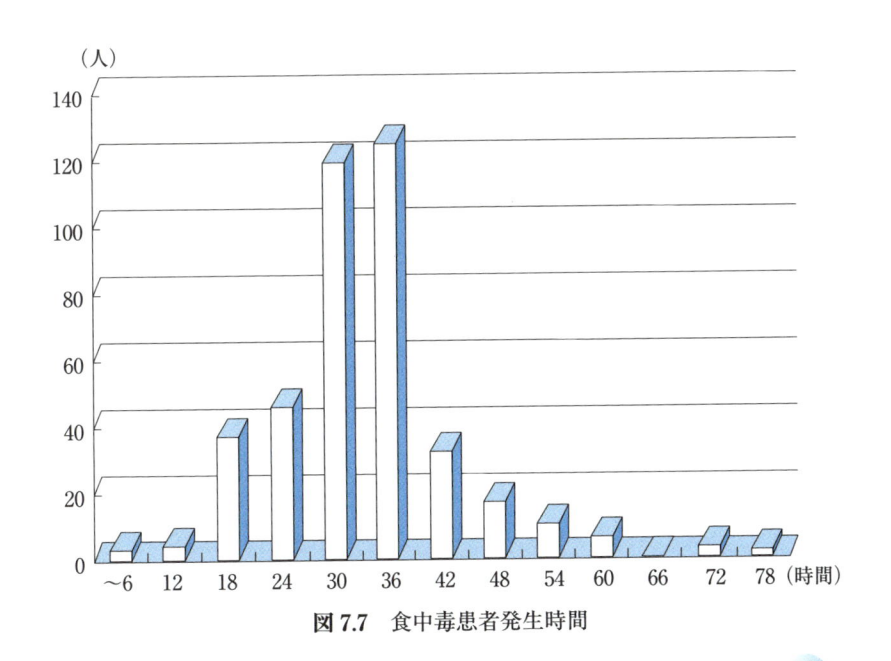

図7.7　食中毒患者発生時間

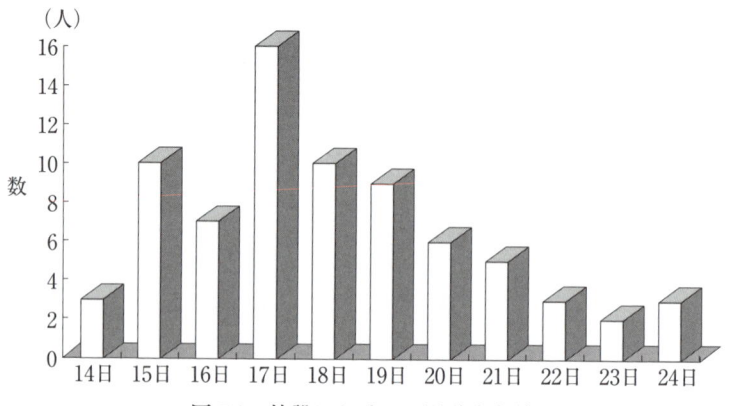

図 7.8　施設における日別発症者数

があるため、人からは、その人にとって最も増殖しやすい遺伝子型が検出されます。一方、二枚貝からは、最も多く汚染されている遺伝子型が検出されますので、患者と二枚貝では検出される遺伝子型が一致しないことが多いです。二枚貝による食中毒調査では、ノロウイルスの遺伝子検査結果にとらわれることなく、喫食の疫学調査から判断してください。

調理従事者を含めた感染者の有無：調理従事者を介するノロウイルス食中毒は突然起きるものではなく、ノロウイルス感染者が食材、調理器具、食器等にノロウイルスを付着させることにより起きます。患者に先んじて発症（感染）している人が必ずいますので、その人を探しだせば、原因究明が容易となります。調理従事者が不顕性感染のときもありますので、下痢・嘔吐の症状がないから感染源でないとは判断できません。感染者を明らかにするには、調理に携わった人全員の検便検査が必要となります。ただし、調理に携わった人が原因食品を喫食しているのであれば、ノロウイルス陽性の検査結果であっても感染源であるとは言えません。

食品のウイルス検査：調理従事者が関係する食中毒の原因究明には、食品からのノロウイルス検出が重要です。患者、調理従事者と食品から検出されたノロウイルスの遺伝子型が一致すれば、調理従事者および食品が感染源として特定されます。しかしながら、ノロウイルスは原因食品からの検出率が悪く、多くの事例で

は陰性となり、原因食品不明ですので、喫食調査が重要です。

調理過程の再現：調理に際して取り扱った食品、調理工程、プラスッチック手袋の着用の有無、調理の際の中心温度の測定結果等を詳細に聴き取ることです。調理過程の再現を行うと原因究明につながることがあります。

家族の感染者の有無：調理従事者がノロウイルス陰性であっても、家族にノロウイルス感染者が存在し、感染源となることがあります。例えば、家族内患者のオムツ替えを行った際に、ウイルスが調理従事者の手等に付着したことも考えられます。感染している子供、家族が食材、調理器具を汚染していることもあり、家族の健康状態の調査およびウイルス検査が必要となることがあります。いずれにしても、感染者（発症の有無に限らず）と汚染食品の特定を行わなければなりませんが、食品からのノロウイルス検出が容易ではない現在の検査状況では、原因究明には喫食調査を含めた詳細な疫学調査が必要です。なお、調理従事者を介する食中毒のときには、その人が触れた食材、調理器具が原因となりますので、必ずしも感染源は１つでなく、複数となります。

濃厚汚染の有無：多数の人が教室、講堂、ホール等の閉鎖した施設を利用しているときに、ノロウイルス感染者の下痢・嘔吐によって、一度に多数の人が感染することがあります。嘔吐物や下痢便を拭き取っただけでは、周囲にはまだ多数のノロウイルスが存在します。次亜塩素酸ナトリウム等で嘔吐物や下痢便を適切に消毒していなければ、集団感染を起こす可能性があります。このような感染症が学校で起きたときには、嘔吐した場所の近くの教室、嘔吐物を処理した後の掃除道具等の洗い場、その洗い場を利用した学童等の発症率が高くなります。感染症か食中毒か判断する前に、その集団に高濃度のノロウイルス汚染がなかったことを確認する必要があります。そうしないと、感染症か食中毒かの判断を誤ります。

Q2 ノロウイルスの診断にはどのような検査をするのか

A2　ノロウイルスは、人以外では増殖することができません。そのため、遺伝子を増やして目に見えるようにしてウイルスの存在を見出す方法（遺伝子増幅法）と、ノロウイルス感染者のふん便中のウイルスと抗体の結合物を作り、目に見えるようにして診断する方法があります。遺伝子増幅法は遺伝子を増やしますので、検出感度が高いです。後者の方法はウイルスを増やしませんので、検出感度は低いです。

●7-7　検査法―どのようにしてノロウイルスと断定するか

Q1 遺伝子検査法にはどのようなものがあるか

A1　遺伝子増幅法としては、RT-PCR 法（Reverse Transcription Polymerase Chain Reaction：逆転写ポリメラーゼ連鎖反応）、リアルタイム PCR 法が主として行われています。

　RT-PCR 法もリアルタイム PCR 法も、患者のふん便あるいは嘔吐物に含まれるノロウイルス遺伝子（RNA）を抽出し、検査に用います。

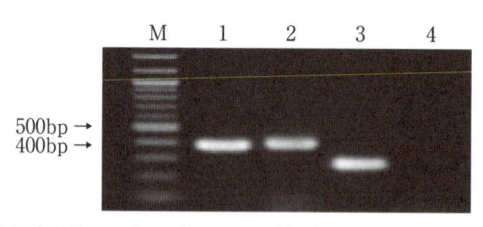

M：DNA 分子量マーカー（100bp Ladder）
1：ノロウイルス G1 が陽性 (381bp)
2：ノロウイルス G2 が陽性 (387bp)
3：遺伝子抽出時の陽性コントロール
4：陰性コントロール
写真の白い帯状に見えるもの（バンド）が PCR で増幅された DNA 断片
図 7.9　PCR による増幅遺伝子の電気泳動写真

● 7-7 検査法—どのようにしてノロウイルスと断定するか

　RT-PCR法は逆転写酵素を用いてノロウイルス遺伝子をRNAからDNAに変換（逆転写）して、そのDNAの一部を100万倍程度に増幅し、ゲル電気泳動を行い、ノロウイルス遺伝子の一部を増幅して見えるようにして診断する方法です（図7.9）。増幅した遺伝子が認められればノロウイルス「陽性」となり、見えないときには「陰性」と診断します。

　リアルタイムPCR法は、PCR法で増幅したDNAに蛍光プローブを用いて行う方法です。ノロウイルスの検査では、ノロウイルスのRNAをDNAに変換するところまではRT-PCR法と同様に行います。そのDNAを用いPCRを行う際に、蛍光プローブを用いることで、PCR増幅産物に蛍光プローブが結合すると、プローブはエンドヌクレアーゼによって消化され、蛍光を発します。その蛍光強度によってウイルス診断と定量を行う方法です。この蛍光強度を経時的に測定することによりウイルス量がわかります。この検査法をふん便、嘔吐物中のウイルス定量に利用することができます。

　両検査は結果が得られるまで2〜5時間を要し、検査材料1gあたり1,000〜1万個のウイルス量で「陽性」となります。

Q2　抗原抗体反応の検査法にはどのようなものがあるか

A2　　抗原抗体反応で行う検査法は、主としてELISA法（Enzyme Linked Immunosorbent Assay）とイムノクロマト法等があります。

　ELISA法は、ノロウイルスに対する抗体をマイクロプレートに固相しておきます。次いで、患者のふん便あるいは嘔吐物の遠心上清をマイクロプレートに入れ、洗浄後、ノロウイルスに対する抗体に酵素を標識したものを加え、酵素を発色させます。ノロウイルスが存在すると発色し、それによりウイルス診断を行うものです。

　イムノクロマト法は1次抗体を金コロイド等に色をつけて被覆してあり、患者のふん便、嘔吐物に含まれるノロウイルスと結

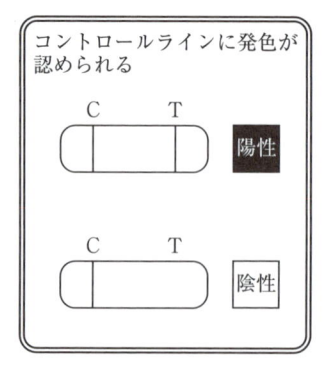

図 7.10　イムノクロマト法の判定

合させ、ストリップを展開させると、ストリップに塗布してあるノロウイルスに対する抗体に捕捉され、バンドとして認められるものです（図 7.10）。

　両検査法とも、30 分以内の短時間で結果を得ることができます。しかし、抗原抗体反応を利用した検査法はウイルスを増殖しませんので、検出感度が低く、ふん便 1g 中にウイルス量が 100 万個以上存在したときに「陽性」と判定され、100 万個未満のときには「陰性」と判定されます。従って、これらの検査では、「陰性」と判定さても、必ずしもウイルスが患者のふん便や嘔吐物とともに排出されていないことを表していません。また、用いた抗体と結合しないノロウイルス遺伝子型であった場合、たとえウイルス量が 100 万個以上存在していたとしても「陰性」と判定されます。「陽性」と判定されたときには陽性で間違いないのですが、「陰性」という判定は「ウイルスを排出していない」とは必ずしも言えませんので、注意を要します。

　実際に、調理従事者がノロウイルスの酵素抗体法で「陰性」と判定され、本人はウイルスが排出されていないと思い、手洗いが不十分であったために食材をノロウイルスで汚染させ、食中毒を起こした事件がありました。その後、検出感度のよい遺伝子検査を行ったところウイルスの排出が認められています。

Q3 検査法によって検出感度が異なるようだが、どれくらい違うのか

A3 ノロウイルス検出感度は、検査法によって大きく異なります（表7.2）。電子顕微鏡でのウイルス検出にはふん便1gあたり100万個以上が必要です。イムノクロマト法およびELISA（EIA）法では100万個必要ですが、RT-PCR法では100個〜1,000個、リアルタイムPCR法では1,000個〜1万個が必要です。検査法により検出感度は大きく異なります。

また、イムノクロマト法およびELISA法は、検出に用いる抗体が検査材料中のノロウイルス遺伝子型と反応しないときには、検出感度以上にウイルスが存在しても「陰性」と判定されます。

また、遺伝子検査法ではウイルスの増幅に用いる遺伝子断片の遺伝子配列が異なると、ウイルス遺伝子が増幅できず陰性となることがありますが、遺伝子診断法では一般的に簡易検査法よりも検出精度は非常に高いです。

基本的には、どの検査法においてもノロウイルス「陰性」と診断されても、必ずしも患者（感染者）のふん便や嘔吐物にウイルス排出がないとは限りません。特に、イムノクロマト法およびELISA法は大量にウイルスが排出されていても「陰性」と判定されることがあることを認識してください。従って、常にウイルスが排出されていると考え、手洗いを含め、感染防止策を実施、ノロウイルスに限らず、細菌、原虫等の食中毒防止に心がけることが大切です。

表7.2 ウイルス診断法の検出感度

検査法	（Log10個/g）	特異性
電子顕微鏡	6	低い
イムノクロマト法	6	低い
ELISA	6	低い
RT-PCR	2〜3	高い
Real Time PCR	3〜4	高い

■食中毒の現場■

8. 日本の食中毒の状況

(1) 日本におけるノロウイルスによる食中毒の発生状況

厚生労働省に届けられた食中毒事件数と患者数の年次推移は図8.1に示したように、1996年以前では事件数は550～1,200件で、患者数は2,500～40,000人でしたが、1997年以降は事件数、患者数ともに多くなり、1998年は事件数3,000件、患者数は46,000人で最大となっています。この増大の要因は、それまでは食中毒の発生に際してウイルス検査は行われていませんでしたが、1997年以降はノロウイルスおよびその他のウイルスによる食中毒の報告が行われるようになったためで、ノロウイルスによる事件数、患者数が多数を占めるようになっています。近年は事件数が減少してきていますが、細菌性食中毒事件の減少による

(厚生労働省食中毒統計)

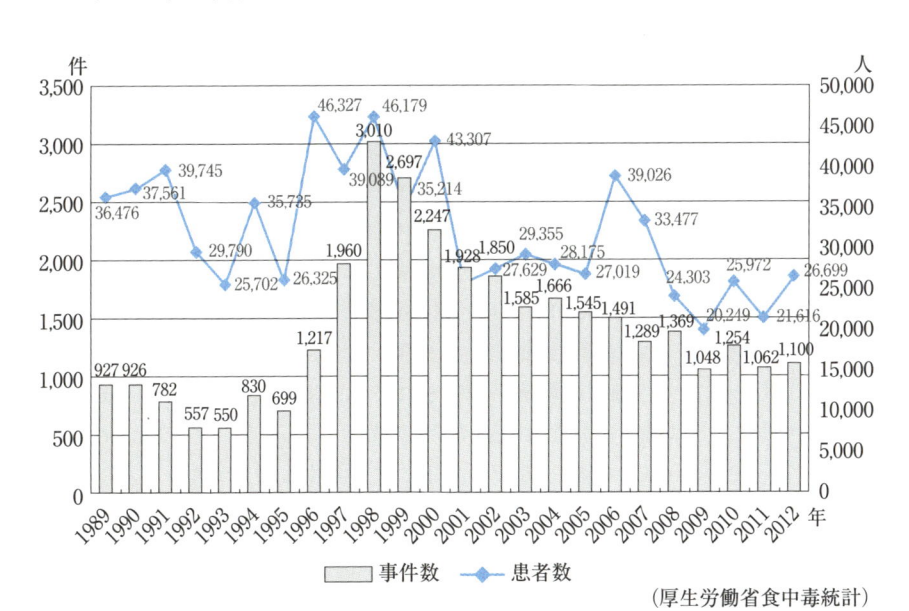

図8.1 厚生労働省に届けられた食中毒事件数と患者数の年次推移

図 8.2　主な病因物質別の年次別食中毒事件数

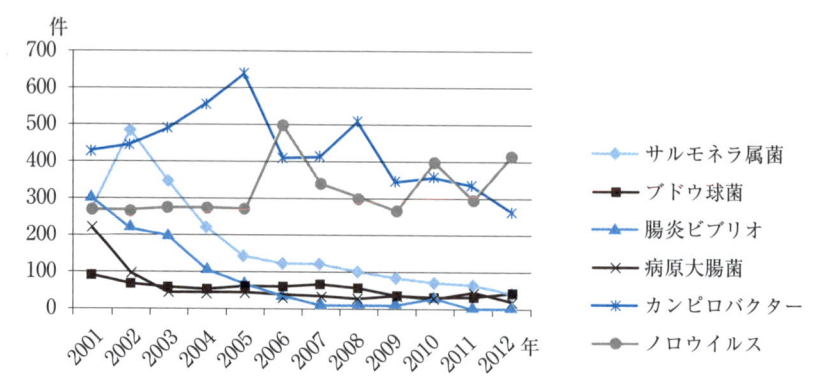

（厚生労働省食中毒統計より）

もので、患者数で見るとノロウイルスによるものが多数を占め、減少はあまりみられていません。

(2) 主な病因物質の年次別食中毒事件数

　1990年代後半から2000年代初めにはサルモネラ属菌と腸炎ビブリオが猛威をふるい、事件数が多発していました（図8.2）。ノロウイルスは2001年に第4位、2002年および2003年は第3位でしたが、その後は2004、2005年、2007〜2009年および2011年はカンピロバクターに次いで第2位で、その他の年は第1位でした。腸炎ビブリオ、サルモネラ属菌、ブドウ球菌等の細菌による食中毒事件は近年減少しましたが、カンピロバクターとノロウイルスが多くを占めています。この両病因物質の特徴は、発病力が強く、少量で発症させることができることから、減らすことが難しいと言えます。それに対し、腸炎ビブリオ、ブドウ球菌等の細菌性食中毒は発症させるのに多数の菌を必要とします。一般的に、細菌は温度が10℃以下のときには増殖が抑制されます。近年、冷蔵・冷凍での輸送・保存が発達し、食品中の細菌の増殖が抑制されています。ただし、カンピロバクター、サルモネラ属菌、出血性大腸菌は少量の菌数でも発症しますので、冷蔵保存でも安心できません。加熱して喫食することが食中毒防止のキーポイントです。

(3) 病因物質別患者数割合の年次推移

　ノロウイルスの患者数は2001、2002年は30％以下でしたが、その後増加し、

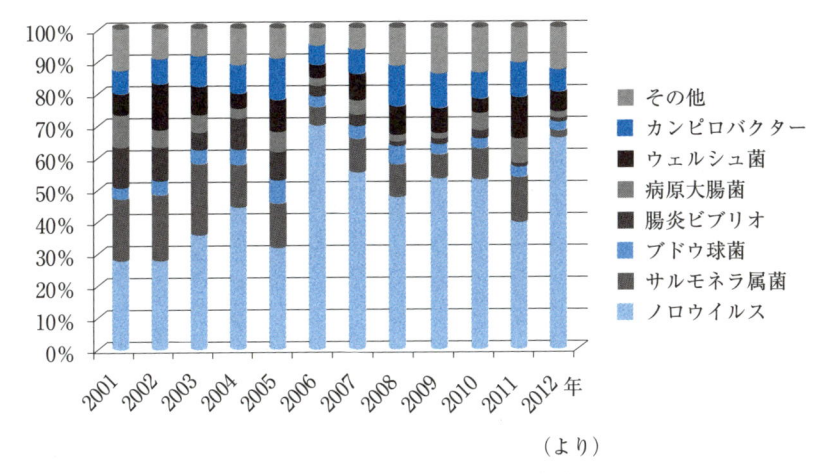

図 8.3　病因物質別の患者割合の年次推移

2006年は70％近くとなり、近年はノロウイルス食中毒患者が約半数を占めています（図8.3）。従って、ノロウイルスによる食中毒を防止できれば食中毒患者数を半減することができると言えます。このことから、ノロウイルス食中毒の対策が緊急課題であると強く言われています。一旦、ノロウイルスによる食中毒が発生しますとしばしば大規模な食中毒事件となり、社会的影響も大きくなります。

(4) ノロウイルスによる食中毒の事件数と患者数の年次推移

1998年以降のノロウイルスによる事件数と患者数を図8.4に示しましたが、1998〜1999年は事件数が100件余でしたが、2000〜2005年までは250件余で、患者数は8,000〜12,500人でした。2006年に大流行が起き、患者数は27,616人、事件数は499件と、共に過去最大となりました。

その後は事件数が300件程度、患者数が10,000人程度ですが、2010年および2014年は事件数が400件以上、患者数15,000人以上となりました。近年はノロウイルスによる食中毒事件が多発し、患者数500人以上の規模の食中毒事件もしばしば起きています。

8. 日本の食中毒の状況

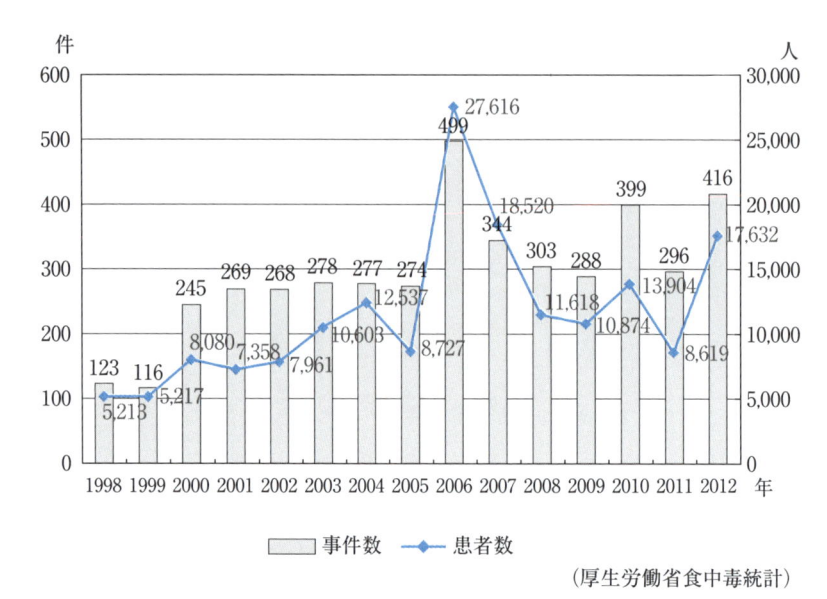

図 8.4 ノロウイルス食中毒事件数および患者数の年次推移

（厚生労働省食中毒統計）

事例の教訓

9. ノロウイルス感染症・事例研究

● 9-1　ノロウイルス感染症事例

事例1　高齢者社会福祉施設でショートステイ利用者への注意不足による感染症が集団発生（病原微生物検出情報：Vol.26 p.98-100）

　高齢者社会福祉施設にて12月15～16日にかけて入所者2名が医療機関にかかり、ウイルス性腸炎と診断されました。他にも嘔吐、微熱の症状を認める者が5名おり、共通食をとっている同一敷地内の別施設では患者発生がないことから食中毒によるものではないと判断し、感染症として対策を実施しました。その後、22日に患者便4検体の提出があり、すべてにノロウイルスを検出しました。

　当施設は4階建てであり、その後の患者発生経過をまとめると、1階のショートステイ1名、2階入所者28名中2名、3階入所者30名中16名、4階入所者35名中14名と、3階と4階の2フロアに患者が集中していました。

　この高齢者施設の感染拡大の要因は、外部と接点のあるショートステイ利用者を各階で受け入れていたことが挙げられ、そのため、各階に拡大したと判断されました。ノロウイルスの流行期は外部からの利用者受け入れの際に、手洗いの実施と限定した場所での介護が望ましいと言えます。

著者コメント：施設にノロウイルスを持ち込むのは職員、ショートステイ利用者、業者等であり、施設に入る際には入口で手洗いの励行と、履物を交換します。施設の入所者への感染を防ぐ意味からも、ショートステイ利用者の健康観察を行い、嘔吐・下痢を有する人は利用を断り、医療機関に受診させましょう。さらに、ノロウイルス等の感染症の流行時には介護場所、食事、入浴、トイレ等も入所者と別にすることが望ましいです。

事例2　高齢者施設集会室で嘔吐し、その嘔吐物の処理方法が悪く、感染症が集団発生（病原微生物検出情報：Vol.26 p.98-100）

　高齢者社会福祉施設において、12月3日にショートステイ利用者1名がショートステイ利用者集会室にて嘔吐しました。その後、5日に別のショートステイ利用者1名が嘔吐、職員2名も発症し、6日には1階の利用者に新たに5名、2階の利用者に1名と職員の3名が発症しました。8日には施設利用者13名、職員3名が発症し、第1回目の発生ピークとなりました。施設では風邪予防対策（手洗いの励行、消毒剤の携行）を強化しましたが、13日には第2回目の発生ピークとなりました。この段階で、ノロウイルスの可能性が高いことから消毒薬を次亜塩素酸ナトリウムに変更したうえで、民間へ検査依頼していた検体を22日に衛生研究所に転送しました。その結果、3検体すべてからノロウイルスGⅡ/4を検出しました。発症者数はデイケア施設、グループホーム利用者にも拡大し、利用者65名、職員40名、計105名に上る大規模な発生事例となりました。この事例では、嘔吐現場が多数の利用者の集まる場所であったこと、嘔吐物の処理がノロウイルスの対応に準じていなかったことなどが感染を拡大する要因になったと思われます。すなわち、嘔吐物の処理をしっかり行わなかったために感染を拡大させてしまった例です。

著者コメント：嘔吐物は大量のノロウイルスに汚染されているので、直ちに処理しないと感染が拡大します。高齢者施設での感染拡大の多くは、嘔吐物の処理を適切に行わなかったことが原因として指摘されています。つまり、嘔吐物・下痢便の処理をウイルス学的に安全に処理できなかった、ということです。これに対する予防策としては、日頃から嘔吐物等の処理方法を習得しておくことが大切です。

事例3　高齢者社会福祉施設の職員が、下痢症状が軽快し業務に就いた後に感染症が集団発生（病原微生物検出情報：Vol.26 p.98-100）

　高齢者社会福祉施設にて12月24日、職員1名が下痢、嘔吐症状を呈し、次いで26～28日にかけて入所者5名に下痢症状を認めましたが、いずれも加療によって軽快傾向となりました。しかし、初発から5日目の29日に入所者9名、職員5名が新規発症しました。当施設では入所者と職員は同じ食事をとっていましたが、3フロアからなる施設において、発症した入所者と職員が2階に限局されていたことから「人→人感染」と判断しました。31日には3階のフロアにも感染が拡大し、1月4日に発症者の検便を実施したところ、便8検体すべてからと、嘔吐物4検体中2検体からノロウイルスGII/4を検出しました。29日に発症した職員のうち3名が、2階と3階を往来する職員であったことが3階への感染を拡大したものと考えられました。発症者数は1月11日の時点で入所者60名、職員17名の、合計77名となりました。

著者コメント：この事例では、感染拡大は職員によるものです。感染した職員は下痢、嘔吐症状が完全に治癒してから、少なくとも3日間程度休むことが望ましいです。ノロウイルスに感染してから10日間程度はまだ大量にふん便からウイルスが排出していることを十分に自覚し、手洗い等の感染防止策を徹底したうえで看護しないと、このような事態になると言えます。

事例4　嘔吐物の処理が不適切で処理した人が感染し、感染拡大

　高齢者施設で、嘔吐物を処理した人のうち2名が翌日に発症しました。翌々日にさらに別の2名が発症しました。感染した人が、多くの人が利用する休憩室、食堂等で感染を拡大したと思われます。また、最初にノロウイルスに感染した人が嘔吐し、風呂場で身体を洗った後、その場所をきちんと消毒しなかったことが原因でした。風呂場の消毒は200ppmの次亜塩素酸ナトリウムで消毒するか、微酸性電解水でしっかり流しながら洗います。

著者コメント：施設の職員が感染しますと、介護を受けた複数の人および同

僚が感染する危険性が高くなり、短期間にノロウイルスが施設全体に拡大します。

事例5　食事中に乳幼児が下痢し、おむつ替えを行ったことにより集団感染が発生

料理屋で数家族が食事中に、一人の乳幼児が下痢をし、お母さんがおむつ替えをしました。その翌日、食事を共にした数人が下痢を発症しました。これは、おむつ替えしたときにウイルスがお母さんの手に付き、その手がいろいろなところを汚染し、またウイルスが空中に漂ったことが原因と考えられます。（未発表）

著者コメント：おむつ替えのときには食事している部屋で行わず、換気のできる部屋で換気しながら行うこと。汚れたおむつ、お尻を拭いたペーパーはビニール袋に二重に入れること、できればお店の人に塩素系漂白剤を分けていただき、50倍希釈した液で塩素系漂白剤で消毒するとよいでしょう。おむつ替えをした手はよく石けん液を付けて2回、しっかり洗うことが必要です。

事例6　学校集会後の講堂で数日前に嘔吐し、きちんと消毒しなかったために、その後集団発生

学校の体育館、講堂での行事の後に、ノロウイルスの集団発生が起きました。その場所で数日前に学童が嘔吐しており、嘔吐物を適切に処理していなかったためにノロウイルスに汚染されていたことが原因です。

著者コメント：体育館、教室、談話室など多くの人が利用する場所は嘔吐物に汚染された可能性があるので、使用前に換気と、床を塩素消毒してください。また、治癒後も2週間程度ウイルスがふん便から排出されることから、長期間にわたってウイルスが環境を汚染することが考えられます。従って、講堂・体育館等の閉鎖的な空間に人が長時間密集するときには、使用中に時々換気してください。

事例7　ホテルの廊下で嘔吐し、嘔吐物をきちんと塩素消毒しなかったために集団発生

　結婚式場を利用した162名がノロウイルスに感染しました。発生前に、ホテルの利用者が施設内で嘔吐していたことが確認されました。また、嘔吐物の処理に使用した掃除用モップ、嘔吐物で汚染した絨毯、掃除機の塵からノロウイルスが検出されました。この事例は、適切な消毒がなされなかったため、嘔吐物に含まれていたノロウイルスが塵となり、浮遊していたウイルスを吸いこんだために感染したと考えられます。（未発表）

著者コメント：現在のホテルは窓を開けて換気できない構造であることが多く、一旦ノロウイルスが浮遊するとなかなか外に出ていかないために、多くの人が感染することになります。
　絨毯の掃除とともに、嘔吐物中のノロウイルスの処理を確実にしなければ、感染者が多発します。

事例8　検査結果でノロウイルスと診断されるまで、ノロウイルス感染症と考えなかっことにより集団発生

　入所者が嘔吐した際に、手袋のみで嘔吐物処理をしました。その結果、職員を含め16名が発症しました。この原因は、ノロウイルス診断確定までの間、マスク着用や消毒等の適切な感染防止対策がとられなかったことによります。その理由として、ウイルスの確認（診断）がなければ感染症と考えない、感染症に対する知識が甘かった事例です。
　冬季のノロウイルス流行期に、高齢者施設あるいは保育園等で利用者が突然嘔吐したときには、ノロウイルス感染症の可能性が高いです。従って、ノロウイルス感染症による嘔吐として取り扱い、適切な処理と対応が必要です。この例では、初めに職員が感染の媒介者となった可能性が考えられます。すなわち、ノロウイルス感染者を介護した時点で職員の手、さらに衣類にもウイルスが付着した可能性が高く、また職員にノロウイルス感染の自覚がなく、他の人の介護に従事したために感染症が拡大したと考えられます。（未発表）

事例9　環境水によるノロウイルス感染例

　環境水、すなわちプールの水や浴槽のお湯がノロウイルスに汚染され、それを介して感染症が発生した事例です。外国ではノロウイルス感染者がプールの水や湖の水を汚染したことによる集団発生が起きています。屋外の子供用のプールで水浴びをしたあと、子供と成人がノロウイルスに感染した事例もあります。

　著者コメント：感染者が入浴した後に、利用した人が感染した事例もあります。このような感染を防止するには、プールや共同風呂を利用する前にお尻周りをシャワーでよく洗いましょう。
　また、体調が悪いときには多くの人が利用する風呂、温泉、プール等の利用は控えましょう。

● 9-2　ノロウイルス食中毒事例

　各々の事例では、どのような点が問題であったかを示しています。事例から学ぶことで、その原因を知り、自分のところで同様な問題があれば早急に改善してください。

事件1　仕出し弁当によるノロウイルス食中毒事件について

　食中毒発生の概要：原因食品等を摂取した者の数12月10日5,200名、12月11日5,150名、12月12日1名、患者数2,035名（入院1名）
　原因施設：株式会社D食品（飲食店営業）
　原因食品等：不明（12月10日、11日、12日に株式会社D食品で製造された弁当）。この弁当を喫食した者に患者が発生していました。患者らの共通食は、同社で製造された弁当のみでした。
　病因物質：ノロウイルスGⅡ。調理従事者7名からノロウイルスGⅡが検出され、拭き取り検査10検体のうち従事者用トイレ2検体（男性用トイレ、障害者用トイレ）からノロウイルスGⅡが検出されました。
　発病率：（患者数対推定原因食品摂食者数）39.1％（2,035名／約5,200名）
　患者の主症状が嘔吐、下痢であること、喫食から発症までの潜伏時間が24～42時間に集中しており、一般的なノロウイルス食中毒の症状および発症時間と

一致することから、当該施設で製造された弁当を原因とするノロウイルス食中毒と断定しました。なお、検食からノロウイルスGⅡは検出されず、原因食品の特定には至りませんでした。

原因食品等の汚染経路：12月10日、11日に製造し、提供された弁当は、各事業所や業務用スーパー等に配送されました。

感染した調理従事者、もしくはトイレで汚染を受けた調理従事者が調理場内にノロウイルスを持ち込み、調理盛付工程で食品が汚染されたと推測されます。

検食からはノロウイルスが検出されなかったため、原因食品、汚染経路は不明でした。

汚染経路として考えられる可能性：

① 調理従事者7名からノロウイルスGⅡが検出されており、この調理従事者らが調理盛付工程上で食品を汚染してしまった。

② トイレからノロウイルスが検出されており、調理従業員が作業の間の休憩中にトイレを使用していたことから、トイレで汚染を受けた調理従事者が、手指洗浄消毒が不十分のまま施設内に入室し、施設および食品を汚染してしまった。

③ 調理場内に入室する前に手洗いを実施していたが、調理場内では使い捨て手袋着用後に電解水で手洗いを実施するだけで、手袋着用前に手洗いを実施していなかった。このことから、調理場入室前の手洗いが不十分で手袋を汚染してしまった。

④ 電解水での手洗いで、効果が適切に発揮されるとしてメーカーが推奨している時間は15秒でした。しかし、手袋着用後の手洗い時間が短い従業員もいたため、電解水の効果が適切に発揮されていなかった。

⑤ 施設の構造上、トイレを出てすぐの場所に入室前の手洗い設備があるため、トイレ内で手洗いを行わない調理従事者や手洗い時間が短い等、手指洗浄消毒が不十分な調理従事者もいた。これらの調理従業員を介して、食品および施設内を汚染してしまった。

⑥ 調理場入室前の手指洗浄消毒設備近くに設置されたペーパータオルを捨てるゴミ箱は手で開閉する構造であったため、このゴミ箱を介して、調理従事者の手を汚染してしまった。

⑦ 真空冷却機等、調理場内で使用している器具および設備の一部に、洗浄後の殺菌消毒を行っていない器具があったため、これらの器具および設備を介して食品を汚染してしまった。

⑧ 調理従事者の健康チェックは、チェック表を用い、個人個人が日々実施し、記録を保存していたが、別の人が記録を行うなど形式的になっており、実態をチェックする手段になっていなかった。また、食器洗浄従事者については口頭での確認のみで記録はなく、事務員や配送員等、その他の従業員の健康状況の確認は行っていなかった。このように、従業員の健康チェックが機能していなかったことから、感染した調理従事者および体調不良の従事者が食品を汚染した可能性が考えられた。

⑨ 食器洗浄従事者は入室前の手洗いを実施しておらず、入室も別の場所から食器洗浄室に入室していた。食器洗浄従事者は、下処理室および盛付室に洗浄が終了した器具や食器を持っていくことがあった。調理場内の扉は腕等で開閉するルールになっていたが、食器洗浄従事者は手で開閉していた。これらのことから、トイレで汚染を受けた食器洗浄従事者が施設および食器等を汚染してしまった。

⑩ 食器乾燥庫の温度管理を行っていなかったことから、殺菌が不十分な食器等を介して食品を汚染してしまった。

⑪ 調理従事者がトイレに行く際は、調理場入室前の手指洗浄消毒設備の近くでエプロンのみをはずしてトイレ入口前で専用の履物に履き替え、トイレに入室している。このことから白衣等が汚染され、白衣等を介して汚染が広がった。

原因施設の給排水の状況およびその他の衛生状況：原因施設の給水は、井戸水を使用していました。井戸水をくみ上げるタンクには自動塩素注入機が備えられていましたが、遊離残留塩素は 0.1mg/ℓ 以上で、立入調査時は自動塩素注入機のデジタル表示：0.01mg/ℓ、保健所測定：約 0.01mg/ℓ。年に2回、公的検査機関に依頼して水質検査を実施していましたが、日々の遊離残留塩素濃度の確認は行っていませんでした。また、使用水を検査しましたが、ノロウイルスは検出されませんでした。

トイレ：トイレは2日に1回、事務員がトイレ用洗剤を用いて、便器の中等の清掃を実施し、消毒は実施していませんでした。トイレは、調理従事者だけでなく事務員や配送員も共用で、障害者用トイレは従業員の一部が喫煙場所として利用していました。

調理場の清掃状況：一部に油汚れ、不要物が認められました。調理場内の個々の手指洗浄消毒設備についてもペーパータオルがない等、手指の洗浄消毒が十分に行えない状態でした。

原因施設の従業員の健康状態：12月10日、11日の調理従事者は28名であり、健康状態に異常はありませんでした。記録はありましたがマニュアル通りに記載されておらず、形骸化していました。

11日夜から12日にかけて体調不良を訴えた調理従事者が4名おり、うち2名は、12日は欠勤していました。調理従事者の検便検査の結果、当該調理従事者4名からノロウイルスGⅡが検出されました。この4名は拭き取り検査でノロウイルスが検出された2カ所のトイレのいずれかを使用しており、トイレを使用した際に感染した可能性が考えられました。発症時間と作業時間等から、トイレは12月8日もしくは12月10日の早朝に何らかの汚染を受けたと考えられましたが、聴き取り調査やアンケート調査を行っても該当するエピソードは確認できませんでした。

健康チェックとトイレの利用状況：チェックは形骸化しており、さらに食器洗浄従事者、事務員、配送員等の調理従事者以外の健康状態については記録していませんでした。本当に体調不良者がいなかったのか確認するため、全従業員に対して「12月1〜10日の間に体調不良があったか」、「トイレで嘔吐、下痢をしたか」、「12月8〜11日にトイレを使用したか」のアンケートをとった結果、食器洗浄従事者で、12月8日10時に自宅で嘔吐、発熱症状を呈した従業員がいました。しかし、この従事者は12月8日に休みをとっており、施設には入っていませんでした。また、12月11日夜に嘔吐、下痢症状を呈している配達員がいたことも判明しましたが、この従業員は、12月8〜11日までトイレは利用していませんでした。

同様な食中毒事件を起こさせないためには、次の対策が必要と考えられます。

(1) 調理場入室前、用便後、手袋着用前等での手洗いの徹底、および使い捨て手袋を適正に使用すること。
(2) 健康チェック表については、調理従事者以外の従業員も含めチェックを行い、記録を保存すること。また、従業員の家族等の健康状態も確認し、記録を保存すること。従業員の休業時の人員確保等、従業員が体調不良時に申告しやすい環境を整えること。
(3) ノロウイルス流行期には毎月、調理従事者のノロウイルスの検便検査を実施し、結果を保存すること。
(4) 定期的に従業員に衛生教育を行うことにより、全従業員の衛生意識を高めるよう努めること。
(5) トイレに入室する際には白衣を脱ぐ等、作業着のままトイレに入らないこ

と。
(6) 定期的に、次亜塩素酸ナトリウム等を用いて施設内の消毒を実施すること。
(7) 足踏み式等、直接手で触れずに開閉できるようなゴミ箱を導入すること。

今回の事件から：体調不良者が従事した事実を確認することはできませんでしたが、ノロウイルスでは不顕性感染も確認されているため、調理従事者すべてがノロウイルスに感染している可能性があることに留意して、手洗いを適切に行う必要があると強く感じました。

当該施設の調理従事者は電解水、および使い捨て手袋を着用して作業していることに安心しきっており、調理場内で手洗いが適切に実施されていませんでした。調理場内での手洗いが不十分であったことが原因の1つと考えられることから、営業者を含めた調理従事者等に対して手洗いの重要性を説明しましたが、今後も継続的に調理場内に入るすべての従事者に適切な手洗いを実施するよう指導すること、そして、使い捨て手袋についても適切に使用するよう指導していくことが必要であると感じました。

（平成25年3月18日開催厚生労働省　薬事・食品衛生審議会食品衛生分科会食中毒部会配付資料）http://www.mhlw.go.jp/stf/shingi/2r9852000002xk88.html

事件2　B弁当業者の食中毒事件発生状況

食中毒発生の概要：弁当製造施設（以下「K工場」という）において製造した弁当を喫食した1,442名が12月11日午後から15日午前中にかけて下痢、嘔気、腹痛、嘔吐などの食中毒様症状を発症した事件。

検便の検査結果：患者25名のうち22名からノロウイルスGⅡを検出しました。このうち19名についてその遺伝子型を検査したところ、19名全員がノロウイルスGⅡ/4でした。

検査の概要：従業員69名の便を検査し、22名からノロウイルスGⅡを検出しました。このほかノロウイルスGⅠ・GⅡ、ノロウイルスGⅠをそれぞれ1名から検出しました。ノロウイルスGⅡを検出した22名のうち11名についてその遺伝子型を検査したところ、10名がノロウイルスGⅡ/4 2006、1名がノロウイルスGⅡ/4 2012変異株でした。この変異型が検出された従業員は、11日、12日の弁当は喫食していませんでした。なお、ノロウイルスGⅠとノロウイル

スGⅠ・GⅡが検出された2名の、生ガキ等の喫食について確認しましたが、2名とも喫食していないとのことでした。食中毒菌については全員「陰性」でした。

保健所の調査と行政処分：患者に共通する食事は当該施設で製造した弁当以外にはなく、患者および調理員の便からノロウイルスが検出されたことなどから、K工場で製造した弁当を原因とするノロウイルスによる集団食中毒と断定し、12月14日から営業禁止措置をとりました。

調理・配送の状況：K工場では毎日7名で調理、13名で盛付けを行っていました。調理は午前2時から開始され、煮物、揚げ物、焼き物の順に調理・冷却されていました。加熱調理時の中心温度の確認は実施されていましたが、その記録は残されていませんでした。食材の下処理は使用前日の午後に行われており、下処理された食材は使用するまで冷蔵庫に保管されていました。

それぞれのメニューは午前7時頃から盛付けを開始し、盛付けが終わった弁当は午前8時頃から昼食の時間に間に合うよう配送されていました。

調理や盛付けなどで食材に直接触れる作業を行うときには、使い捨て手袋を使用していましたが、それ以外の作業のときには手袋は使用していませんでした。

施設の衛生管理状況：調理場内の自主衛生点検表、清掃記録表により調理員等の服装、冷蔵庫・冷凍庫の温度、まな板・包丁の使い分けなどはチェックされていましたが、調理器具の洗浄・保管状況、トイレの清掃・消毒状況などはチェック項目にありませんでした

調理器具は洗剤で洗浄した後、調理場内の棚に保管されており、熱湯等による消毒は実施されていませんでした。

弁当箱は配送先から回収後、大型の洗浄機で熱湯を用いて洗浄していましたが、熱湯の温度設定は特にしておらず、温度測定もされていませんでした。洗浄後の弁当箱はかごに詰めて作業室内にそのまま置かれていました。

使用水は井戸水で、立入調査当日の遊離残留塩素濃度は0.4 mg/ℓでしたが、毎日の残留塩素濃度の確認は作業終了時に行われており、作業開始前の確認はしていませんでした。井戸水の水質検査は年1回12項目を実施しており、直近の水質検査は同年の7月23日に実施し、水質基準に適合していました。

調理作業室入口の手洗いには、瞬間湯沸かし器からの温湯が供給される構造になっていましたが、蛇口からお湯が出るまでに時間がかかり、それまでの間は冷水で手を洗っていました。トイレをはじめとする事務所等の清掃は毎日行われていましたが、トイレや出入口など人の手指が触れる場所の塩素消毒は行われてい

ませんでした。

従業員の健康状況と作業状況：K工場では調理員10名、盛付け係14名、洗浄係10名、配送係30名、事務職5名の計69名がそれぞれの担当業務に従事していました。従業員の健康管理については、調理員と盛付け係は健康管理表により発熱、下痢、嘔吐、腹痛のチェックを自己申告で行っていましたが、それ以外の従業員の健康管理は行われていませんでした。

12月11日午前7時頃から、作業中の調理員1名が下痢症状を発症しましたが、そのまま通常の作業を継続しており、健康管理表には体調不良に関する記録はありませんでした。この調理員の検便からはノロウイルスGⅡが検出されました。また、体調管理されていなかった他の業務の担当者の中にも、10日、11日に体調不良者がいたことが保健所の聴き取り調査で判明しました。

この会社では、調理従事者のノロウイルスの検便は実施しておらず、また各工場の従業員に対して生ガキを喫食しないことや家族の健康状態にも注意する等、ノロウイルス感染を防止するための注意喚起をしていなかったということです。

施設内の状況：K工場は2階建てとなっており、1階に調理室、盛付け室、洗浄室、2階に事務室、更衣室、トイレ等が配置されていました。トイレは施設2階の1カ所（男女別）となっており、調理作業場所からトイレに行く間には、防虫ビニールカーテンが設置されている複数の出入口を通り、一度屋外に出なくてはならない構造でした。2階の出入口はトイレ以外に更衣室、事務室への出入りとしても使用しており、すべての従業員が使用していました。

原因食品の推定：12月11日の弁当については、下痢を発症した調理員が調理中、手指や調理器具等を介してノロウイルスの汚染を食品に拡げた可能性が極めて高いと考えられました。この日、K工場で製造した「Aランチ」と「Cランチ」には「わかめの和え物」、「ひじきの和え物」が含まれており、下痢を発症した調理員がこれらのメニューに関わる作業を行っていました。しかし、本社工場から配送された弁当を含め、「Aランチ」「Cランチ」以外の弁当を喫食している人にも患者が発生していました。この原因として、下痢を発症した調理員が作業中に何回かトイレを使用しており、その際にトイレ出入口のドアノブ等から他の従業員にもノロウイルスの汚染が拡がり、その他の弁当も汚染した可能性が考えられました。

下痢を発症した調理員は12月12日には出勤していませんでしたが、前日に調理器具や施設のドアノブ等に付着していたノロウイルスが他の従業員の手指や調理器具を介して、12日の弁当に汚染を拡げたと考えられました。

なお、12月11、12日の検食からノロウイルスは検出されませんでした。
　以上のことから、本社工場から配送された弁当を含め、11日と12日にK工場から配送されたすべての弁当を原因食品としました。
　検食および施設の拭き取り検査成績：検食89検体の細菌検査を行ったところ、食中毒菌は検出されませんでした。また、11日と12日の昼食12検体のノロウイルス検査でも、検出されませんでした。施設の拭き取り検体42検体の細菌検査の結果でも、食中毒菌は検出されませんでした。
　食中毒の原因と今後の予防対策：今回の食中毒事件は、調理員が作業中に下痢を発症しているにもかかわらず、作業を継続してしまったことが最大の発生要因であると考えられました。また、この食中毒の原因について、施設の管理状況、人員配置などから検証したところ、いくつかの原因が推察されました。
　具体的には、調理作業等が最小限の人員配置で行われていたこと、調理員の体調不良時の対応策が確立されていなかったこと、健康状態が不良であっても言い出せない雰囲気であったこと等があげられました。また、調理器具、トイレ、出入口などの洗浄消毒を適切に行っていなかったことなど、衛生管理について改善を要する点も数多く見受けられました。
　保健所が営業禁止の解除に向けて、食中毒の原因施設となったK工場だけでなく、事業者に対して会社全体として再発防止のための改善を求めたところ、衛生管理体制の再構築、従業員の健康管理体制の改善、予備人員の確保、ノロウイルスの検便の実施、トイレ等の清掃消毒の徹底、作業中の手洗いの二度洗いの徹底、外部検査機関による施設の衛生検査の実施、定期的な衛生講習会の実施、従業員の生ガキ等の喫食制限などの改善策が提出されました。
　この改善策は、施設の衛生管理といったソフト面での改善項目が中心です。これらの項目は行政の日常監視の中で指導しているものも多く、日頃の指導事項が現場で確実に実施されているかどうかを確認することが、食中毒発生を未然に防止するために非常に重要であることが改めて認識されました。
　（平成25年3月18日開催厚生労働省　薬事・食品衛生審議会食品衛生分科会食中毒部会配付資料）http://www.mhlw.go.jp/stf/shingi/2r9852000002xk88.html

事件3　手洗い設備の不備と不適切な手洗い方法で発生したノロウイルスによる食中毒事件

食中毒事件の概要：発生日3月3日（火）　有症者数　児童33名（喫食者数：79名、発症率41.8％）、教職員4名（喫食者数：17名、発症率23.5％）

3月4日（水）、全校児童79名中31名が「嘔吐」および「腹痛」を理由に欠席しました。また、教職員2名も、早朝からの「嘔吐」「腹部の不調」を理由に欠勤しました。

事件の経過：学校が出席児童に3日（火）夜からの健康状態を確認したところ、嘔吐、下痢を発症した児童が9名いることが判明し、すぐに当該児童を早退させ、医療機関で受診させました。また、腹痛、下痢症状を有する級担任3名も見られました。児童の健康状態の把握および家庭への連絡が終了次第早退させ、医療機関で受診するよう指示しました。

4日（水）午前8時30分、学校は市教育委員会および保健所に連絡し、午前10時から保健所による調査が開始されました。保健所は、発症状況等から感染症または食中毒の疑いがあるとして、2月27日（金）〜3月3日（火）までの保存食、嘔吐物の検査および検便を実施しました。学校は4日（水）〜6日（金）までは午前授業とし、学校給食の中止を決定しました。午後からは欠席児童の自宅への家庭訪問を行い、健康状況の把握および保護者宛ての状況説明文書を配布しました。また、校内のドアノブ、トイレ等を次亜塩素酸ナトリウム溶液で消毒しました。

5日（木）には、10日（火）まで学校給食の中止を決定するとともに、学校給食調理施設、ランチルームおよびトイレを次亜塩素酸ナトリウム溶液で消毒しました。学校栄養職員および学校給食調理員は、4日（水）まで健康に異常はありませんでした。

検査成績：発症児童5名中4名、無症状児童4名中3名、嘔吐物2件中2件、調理従事者3名中2名からノロウイルスが検出されました。なお、保存食および調理器具32件は、ノロウイルスおよび食中毒菌は陰性でした。

行政処分：保健所は、検査結果と有症者の症状から共通した食中毒症状を呈していること、発症時間が明確な一峰性であること、有症者が同校の児童および教職員に限られており学年に発症の偏りが見られないこと、有症者に共通する食事が学校給食以外にないことなどから、学校給食によるノロウイルス食中毒事件と断定し、6日（金）〜10日（火）までの調理業務停止を命令しました。

発生原因：同校の学校給食調理施設は、汚染作業区域と非汚染作業区域が明確に区別されていませんでした。手洗い施設が調理場内に1台のみで、肘まで洗うことができる大きさではありませんでした。ノロウイルスの流行期は冬季であること、東北地区であることから、手洗いの給水は温水が望ましいのですが、当該施設は冷水でした。氷のように冷たい流水では手洗いが不備となりがちです。手洗い設備は調理従事者5人当たり1箇所設置することが望ましいです。また、ボウル等の調理器具がビニールの覆いをつけた棚に保管されており、使用時には覆いを手でまくりあげて取り出していました。

調理従事者専用トイレは整備されていたにもかかわらず、児童用のトイレを使用していたなど、様々な問題点が指摘されました。児童はノロウイルスに感染しやすいことから、トイレは調理従事者専用とすることが不可欠であり、調理従事者のトイレは児童が使用できないようにカギを設置し、トイレまでの通路および手洗い設備も児童とは明確に区別しなければなりません。

これらのことから、手洗い設備の不備が食中毒を引き起こした大きな要因と判断され、温水対応などが指導されました。また、トイレについても改善の必要性が指摘されました。

（平成22年度　日本スポーツ振興センター　平成20年度学校における食の安全に関する実態調査報告書）

事件4　調理技術に問題があったために発生した食中毒事件

食中毒発生の概要：発生日4月20日（金）、有症者は27名　全体139名中27名（19.4％）で、児童125名中27名（21.6％）、教職員14名中0名（0.0％）

病因物質：ウイルス検査でノロウイルス（GI/4型を検出した）

原因食品：アスパラベーコン（4月19日の献立）

発生施設：平成5年3月開設のドライシステムの単独校調理場。食数は143食/日。

初発の探知：4月21日（土）午前8時15分、14名の保護者から「嘔吐、腹痛および発熱症状により欠席」との連絡を受理しました。その後、出席児童4名が校内で嘔吐したために、保健所に連絡。調査が開始されました。

発生の要因：保健所の調査の結果、4月19日の献立の調理済み「アスパラベーコン」と、有症児童4名中4名の便からノロウイルスが検出され、いずれも遺伝

子型は GI/4 型で一致しました。

また、有症者の症状が共通で、発病日分布が一峰性であったこと、有症者の共通食が学校給食のみであることから、4月19日の給食に提供された「アスパラベーコン」を原因食品とした食中毒と断定しました。

加熱済みの「アスパラベーコン」がノロウイルスに汚染されたと推測された理由：

〈原材料がノロウイルスで汚染されていた可能性〉

本事件では、学校給食調理員3名は健康状況に異常はなく、RT-PCR 法による検便も全員「陰性」でした。一方、食中毒発生後の保健所の指摘では、ベーコン納入業者（肉屋）の施設は、加工食数に見合った加工設備が整備されておらず、納入業者の検便も実施されていませんでした。ベーコンはこの肉屋でスライスされたものが納入されていたことから、原材料がノロウイルスで汚染されていた可能性は否定できませんでした。

〈加熱温度が不適切だった可能性〉

本事件では、加熱調理後、直ちに配缶して蓋をしていることから、給食時間までに二次汚染された可能性は低いと考えられました。一方、「加熱しすぎるとベーコンが縮んでしまい味が落ちる」などの理由から、ベーコンを調理工程の最後にしており、加熱が不十分であった可能性が指摘されました。ノロウイルスの不活化には 85℃、1分間以上の加熱が必要ですが、中心温度の測定時間が記録されていませんでした。ノロウイルスは温度に対して抵抗性が強いので、加熱を確実に行う必要があり、調理時には中心温度を測定し、85℃、1分間以上の加熱を確認することが必要です。

（独立行政法人日本スポーツ振興センター　平成20年度　学校における食の安全に関する実態調査報告書）

事件5　体調不良と調理能力を超えた作業が一因と考えられたノロウイルス食中毒

食中毒発の発生：3月11日
病因物質：ノロウイルス
原因食品：不明
有症者：232名中58名（うち教職員4名）

発生原因：学校給食調理員が、体調不良のまま調理作業に従事していました。また、和え物に使う野菜類の加熱冷却後に、分解洗浄されない脱水機が使用されていました。通常の給食とバイキング給食を並行して行うなど、調理能力を超えた作業がされていました。

　食中毒発生の前後に近隣地区でノロウイルス感染症が発生していたにもかかわらず、和え物を提供することに対しての献立内容の検討が行われていませんでした。ノロウイルスの流行期には、和え物はノロウイルスの汚染の危険性があるので避けることが望ましいです。

　また、調理員が体調不良のまま調理作業に従事していました。本来なら休業し、医師の診断と検査を受けなければなりませんでした。さらに、調理能力を超えた作業がなされており、手洗い、食材の加熱、冷却等がおろそかになった可能性も指摘されました。

（平成 16 年度　学校給食における衛生管理の改善に関する調査研究報告書より）

事件6　食中毒発生後、二次感染が多発した事件

　学校給食で、12 月 16 日（木）有症者数　203 名（生徒 338 名中 193 名（57.1%）、教職員 26 名中 10 名（38.4 %））が急性胃腸炎に罹患しました。

　原因食品は、食材からウイルスが検出されなかったために不明でしたが、ノロウイルスに感染していた調理人がポテトサラダとキウイを調理したことが原因と推定されました。

　患者の便検査でノロウイルスが検出され、ノロウイルスによる食中毒と断定されました。

　このときに食中毒の発生に際しては、学童および家庭でのノロウイルス感染防止の手洗いの励行、感染者からの二次感染防止策（トイレ、入浴、食器、下着の洗濯方法等）についての連絡が不十分であったと思われ、二次感染者が約 100 名見られました。

　ノロウイルスによる食中毒はノロウイルス感染者が汚染源であり、ノロウイルスに感染した人は他の人に感染させる感染源となるばかりでなく、食中毒を引き起こすことがあります。すなわち、ノロウイルス感染症と食中毒は表裏一体です。従って、食中毒事件の発生時には原因の追及も大切であり、調理場の消毒も直ちに行う必要があることは当然です。しかし忘れてはいけないのは、二次感染

防止のための対策を行うことです。学校内のトイレおよびトイレ周りの消毒、多くの人が触れる教室のドアノブ、机、教材等を塩素剤（200ppm）あるいはアルコール消毒剤により消毒を広く行うとともに、各家庭においても、家族への感染防止策をお願いしなければなりません。

（平成 17 年度　学校給食における衛生管理の改善に関する調査研究報告書より）

事件 7　食中毒事件に際して、感染症と考えたため食中毒の調査が遅れ、食中毒をさらに引き起こした事件

　学校での感染性胃腸炎の多発に際して、「感染症」と早まって決めつけたため、食中毒が引き続き起きた事件を紹介します。

　学校の給食センター（10 校以上に配食）の給食を食べた 3 校（金曜日）で、土曜日から月曜日の朝にかけて 3 校の児童数 933 名のうち 132 名の感染性胃腸炎の患者発生が多発しました。教育委員会と地域保健所は感染症であろうと判断し、食中毒の調査をおろそかにしました。実はこの 3 校だけには特別に餅菓子が提供されていました。調査の際に給食メニューの調査を詳細に行えばよかったのですが、その事実を知ったのは月曜日の午後であり（それも 1 教員の指摘であり、保健所、教育委員会は見出すことができませんでした）、月曜日の給食に同店の餅菓子が他の 7 校に提供されてしまいました。ノロウイルスに汚染された餅菓子が他の 5 校にも提供されたため、さらに 400 人余の学童が感染性胃腸炎となりました。この食中毒事件は最初の感染性胃腸炎の多発に際し、食中毒を考慮し喫食調査が行われていれば、あとからの約 400 人の児童は食中毒となりませんでした。感染性胃腸炎の多発に際しては、感染症と食中毒の両面からの詳細な調査が必要であることを改めて認識させられた事件です。（未発表）

● 参考文献

1) 独立行政法人日本スポーツ振興センター：学校給食衛生管理基準の開設―学校給食における食中毒防止の手引き―、平成23年3月、独立行政法人日本スポーツ振興センター学校安全部、東京、2012
2) 独立行政法人日本スポーツ振興センター：学校給食において発生した食中毒事例集、http://www.jpnsport.go.jp/anzen/branch/hiroshima/tabid/1193/Default.aspx
 http://www.fsc.go.jp/sonota/risk_profile/bivalvesnorovirus.pdf
3) 文部科学省：学校給食施設・設備の改善事例集、平成25年3月、文部科学省スポーツ・青少年局学校健康教育課、東京、2013
4) 丸山務監修：ノロウイルス現場対策、幸書房、東京、2008
5) 西尾 治、古田太郎：現代社会の脅威！ノロウイルス、幸書房、東京、2008
6) 厚生労働省：ノロウイルスQ&A、http://www.mhlw.go.jp/topics/syokuchu/kanren/yobou/040204-1.html
7) 厚生労働省：高齢者介護施設における感染対策マニュアル、http://www.mhlw.go.jp/topics/kaigo/osirase/tp0628-1/index.html
8) 食品安全委員会：食品健康影響評価のためのリスクプロファイル～カキを主とする二枚貝中のノロウイルス～、http://www.fsc.go.jp/sonota/risk_profile/bivalvesnorovirus.pdf
9) 食品安全委員会：食品健康影響評価のためのリスクプロファイル、今後の課題～食品中のノロウイルス～、http://www.fsc.go.jp/sonota/risk_profile/risk_norovirus.pdf
10) 感染症研究所疫学情報センター：ノロウイルス感染症とは、http://www.nih.go.jp/niid/ja/norovirus-m/3040-noro-top.html

【著者紹介】

西尾　治（にしお　おさむ）
愛知医科大学医学部客員教授

略歴：鳥取大学農学研究科修士課程獣医学専攻を終了し、愛知衛生研究所に就職。国立公衆衛生院衛生微生物部ウイルス室長、国立感染症研究所 感染症情報センター（現 感染症疫学センター）第六室長を歴任。
　　　専門は、下痢症ウイルス、特にノロウイルスによる食中毒、感染症。

　　　東京大学医学部非常勤講師、文部科学省学校給食における衛生管理の改善・充実に関する調査研究協力者会議委員、厚生労働省薬事・食品衛生審議会臨時委員、内閣府食品安全委員会専門委員微生物・ウイルス専門調査会委員、独立行政法人日本スポーツセンター・学校における食の安全に関する実態調査委員会委員等を歴任。

著書：・牛島廣治編、ウイルス性下痢症とその関連疾患、"アデノウイルス" P57-67、新興医学出版社、1995 年。
　　　・小型球形ウイルス（ノロウイルス、サポウイルス、アストロウイルス）、厚生労働省監修、食品衛生検査指針、450-474、日本食品衛生協会、2004 年。
　　　・アデノウイルス、厚生労働省監修、食品衛生検査指針、500-512、日本食品衛生協会、2004 年。
　　　・櫻林郁之助、熊坂一成監修、臨床検査項辞典、"SRSV 抗原検出・同定"、P11074、医歯薬出版 KK、東京、2003 年。
　　　・ノロウイルス現場対策、幸書房、2006 年。
　　　・現代社会の脅威　ノロウイルス、幸書房、2008 年。

施設管理者のための
ノロウイルス対策 Q&A ブック

2013 年 11 月 20 日　初版第 1 刷発行
2013 年 12 月 20 日　初版第 2 刷発行
2014 年 1 月 15 日　初版第 3 刷発行（部分改訂）
2015 年 3 月 10 日　初版第 4 刷発行

　　　　　　　　　　　　　　　著　者　西　尾　　　治
　　　　　　　　　　　　　　発行者　夏　野　雅　博
　　　　　　　　　　　　発行所　株式会社　幸　書　房
　　　　　　　〒101-0051　東京都千代田区神保町 2-7
　　　　　　　　TEL 03-3512-0165　FAX 03-3512-0166
　　　　　　　　　URL：http://www.saiwaishobo.co.jp/

　　　　　　　　　　　　　　　　　　　　印刷：平文社
　　　　　　　　　　　装幀：㈱クリエイティブ・コンセプト（根本眞一）

Printed in Japan.　Copyright　Osamu NISHIO 2013

・無断転載を禁じます。
・JCOPY〈（社）出版者著作権管理機構　委託出版物〉
本書の無断複写は著作権法上での例外を除き禁じられています。複写される場合は、そのつど事前に、（社）出版者著作権管理機構（電話 03-3513-6969、FAX 03-3513-6979、e-mail：info@jcopy.or.jp）の許諾を得てください。

ISBN978-4-7821-0380-7　C3047

好評発売中

つけない・うつさない・持ち込まない

改訂 ノロウイルス現場対策
その感染症と食中毒

■DVD付
手洗い & 汚物処理

丸山 務 監修
(社)日本食品衛生協会
技術顧問

井上 栄 著
大妻女子大学教授、
国立感染症研究所名誉所員

西尾 治 著
国立感染症研究所
前感染症情報センター第六室長
現客員研究員、
愛知医科大学客員教授

中村明子 著
慶應義塾大学薬学部
客員教授、
東京医科大学 兼任教授

相楽裕子 著
前横浜市立市民病院感染症部
部長、
日本感染症学会認定専門医・指導医

古田太郎 著
サラヤ(株)商品開発本部
研究開発担当取締役

幸書房

■B5判 194頁　●本体2500円

好評発売中

現代社会の脅威!!
ノロウイルス

感染症・食中毒事件が証す
ノロウイルス伝播の実態

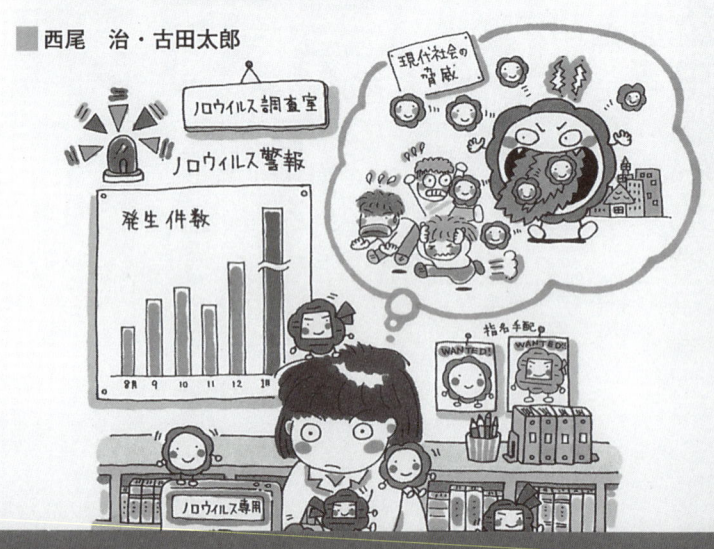

■西尾 治・古田太郎

神出鬼没の「忍者」ノロウイルス
事例研究で即応体制の強化を!!

過去20年の感染症・食中毒事件から、国内・海外の220の事例を収録。
それぞれの事件勃発から終息に至る経過を詳細版、要約版に整理して紹介。
詳細版には、行政指導なども掲載。　●巻末付録―各種調査票26種付

■ISBN978-4-7821-0315-9　C3077　定価3675円（本体3500円）　　■幸書房

■B5判 254頁　●本体3500円